Actuaciones básicas en Primeros Auxilios

3ª edición

Actuaciones básicas en Primeros Auxilios

Cómo actuar ante las emergencias médicas en casa, en la calle, en el trabajo o en la escuela

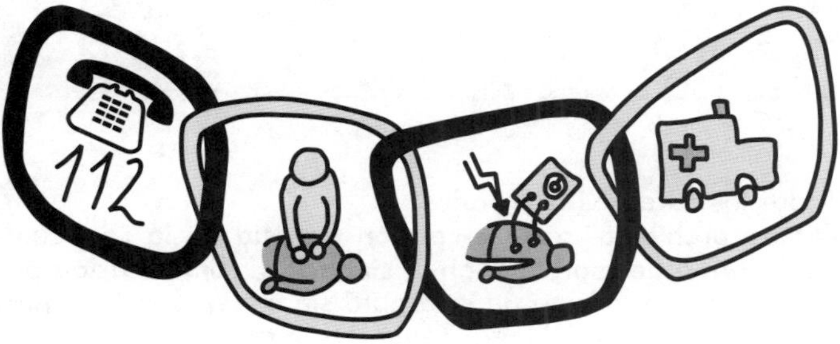

Nueva edición actualizada en base a las últimas recomendaciones internacionales en RCP

3ª edición

Agustín San Jaime

Tébar

Datos de catalogación bibliográfica:

ACTUACIONES BÁSICAS EN PRIMEROS AUXILIOS
Cómo actuar ante las emergencias médicas en casa,
en la calle, en el trabajo o en la escuela
3ª edición
Agustín San Jaime García

EDITORIAL TÉBAR, S.L., Madrid, año 2011

ISBN: 978-84-7360-353-9
Materias: 616, Patología general. Medicina clínica. Terapéutica

Formato: 120 × 220 mm Páginas: 204

www.editorialtebar.com

Actuaciones básicas en Primeros Auxilios
3ª edición: Febrero 2011

C/ de las Aguas, 4
28005 Madrid (España)
Tel.: 91 550 02 60
Fax: 91 550 02 61
pedidos@editorialtebar.com
www.editorialtebar.com

ISBN: 978-84-7360-353-9
Depósito legal: M-7173-2011

Revisión técnica: Concha Merino
Diseño editorial: Rebeca Irazábal
Diseño de portada: Omega Estudio Gráfico
Imprime: Publiequipo

Para Marga,
¡mira que tienes paciencia!

Para Concha y para Nico,
¡y vosotros también!

Índice

Prólogo

Me alegra poder realizar este prólogo para *Actuaciones básicas en Primeros Auxilios* realizado por Agustín San Jaime García, compañero y además amigo, con el que he podido compartir, y comparto, muchas inquietudes y muchas labores en el campo de las emergencias médicas y en el de la prevención de riesgos laborales.

Creo sinceramente que este libro proporciona una herramienta útil para que todos aprendamos a actuar con eficacia en esos difíciles momentos que se plantean ante una emergencia médica. Estas maniobras simples y precisas aplicadas precoz y correctamente pueden hacer cambiar el pronóstico de una emergencia, minimizando el daño y las secuelas posteriores.

No cabe duda de que el conocimiento de éstas debe estar al alcance de todas las personas pues nunca sabemos ni dónde ni cuándo puede surgir la necesidad de aplicarlas. Cualquiera podemos ser los que prestemos los primeros auxilios a las personas de nuestros entorno familiar, laboral o social.

Espero que también os guste.

Dr. Nicolás Conde Gómez

Jefe de Sección de Nuevas Tecnologías (SAMUR-PC)

Prólogo para la 2ª edición

Cuando por primera vez me decidí a publicar un libro pensé que sería algo tremendamente complicado y que me resultaría imposible. También pensaba que si lo conseguía, una vez publicado el trabajo ya estaría hecho. Pues me he dado cuenta que ni lo uno ni lo otro. Me explicaré.

La publicación no fue tan complicada como pensaba. De forma casual contacté con la Editorial Tébar y con su director, D. Álvaro Tébar Less, quién entendió el proyecto rápidamente sin el más mínimo esfuerzo por mi parte, poniendo a mi disposición todos los órganos de su empresa. Se realizaron las correcciones y pruebas oportunas y, ¡publicado! El manual ha tenido una buena aceptación, utilizándose sobre todo en muchos cursos de formación en primeros auxilios, dirigidos tanto a público en general como a técnicos en prevención de riesgos laborales y a otros colectivos, en gran medida gracias al trabajo posterior de promoción y distribución.

La relación se ha consolidado con la elaboración de otros proyectos y precisamente en una reunión me comenta Álvaro que sería conveniente realizar una nueva edición de este trabajo aprovechando que un incendio fortuito en el almacén había quemado el resto de los volúmenes sobrantes. Yo me comprometí a mantener el manual al día para que los avances técnicos y la experiencia quedaran reflejados en sucesivas ediciones.

Y esto es lo que hemos hecho, seguir trabajando ya que el trabajo no acaba con la publicación como yo pensaba, sino todo lo contrario, comienza una nueva etapa.

En esta nueva edición (que no tan solo reimpresión) se han realizado los siguientes trabajos:

- Se ha vuelto a repasar el texto. No ha sido necesario variar los contenidos y tan sólo se ha sumado algún dibujo explicativo.
- Se ha agregado un capitulo nuevo con contenidos muy específicos sobre accidentes en situaciones especiales.
- Se ha agregado un pequeño vocabulario de términos usuales en primeros auxilios.
- Se ha ampliado la bibliografía, tema este que a mí personalmente me parece muy importante para ampliar conocimientos y poder contrastar los diferentes criterios que a veces surgen.

Los lectores que dispongan de la edición anterior no deben pensar que necesitan comprar inmediatamente ésta (eso no nos vendría mal pero no es nuestra intención), ya que como indiqué anteriormente los contenidos básicos no han variado, variarán sustancialmente cuando cambien las recomendaciones internaciones en RCP u otros temas, pero eso aún no ha sucedido y supongo que tardará algunos años. Pero los que no lo tenga todavía, no sé a que están esperando. La idea de que Actuaciones Básicas en Primeros Auxilios sea una herramienta útil y práctica en cualquier actividad ha funcionado, así que adelante, compre este libro sin más dilación. Le aseguro que le puede ser de gran ayuda.

Queridos lectores y queridas lectoras, a todos y a todas muchas gracias.

Agustín San Jaime
Mayo 2007

Prólogo para la 3ª edición

Como ya es habitual, cada cinco años se publican las Guías y Recomendaciones de alguna de las más prestigiosas sociedades médicas sobre la asistencia extrahospitalaria en patologías cardiacas que siguen la mayoría de los Servicios de Emergencias Médicas en España: la AHA (American Heart Association) y la ERC (European Resuscitation Council).

Para los profesionales sanitarios es parecido a una fiesta, nos pasamos cinco años enseñando y poniendo en práctica las técnicas anteriores mientras intentamos predecir cuales serán las recomendaciones para los otros próximos cinco, esperando con cierta expectación que pase el tiempo, de forma que cuando se publican las nuevas echamos muchísimas horas comentando las diferencias y estudiando el motivo de los cambios. En esta publicación y, sencillamente por congruencia profesional, se hace referencia a las novedades las Guías de la AHA publicadas en octubre de 2010 sobre Reanimación Cardiopulmonar (RCP) practicada por reanimadores legos y accidentes cerebro vasculares y sobre primeros auxilios para la población en general, esta última guía desarrollada conjuntamente por la AHA y la American Red Cross (ARC).

Las Guías y Recomendaciones de las anteriormente mencionadas sociedades llegaron en el año 2005 a un nivel de consenso elevadísimo, apenas pequeños matices podían diferenciar su forma de actuación. Entre otras técnicas, unificaron la relación "compresión-respiración" ante una parada cardiorrespiratoria (PCR) poniendo además mucho énfasis en tres puntos relacionados con éstas:

1. La conveniencia de enseñar a realizar las técnicas a la población en general.
2. Dar una mayor importancia a la realización de compresiones torácicas efectivas.
3. Potenciar la importancia que los operadores telefónicos de emergencias tienen a la hora de identificar mediante una llamada un posible paro cardiaco y saber rápidamente indicar al llamante los pasos que tiene que seguir para atender a la víctima.

Las Guías y Recomendaciones del año 2010 no se llegan a salir del consenso en estos principales aspectos pero si presentan alguna diferencia importante, como es el reconocimiento inicial de la respiración de la víctima, lo que tendremos que tenerlo muy en cuenta para practicarlo y enseñarlo adecuadamente. En el tema correspondiente a la RCP se amplía convenientemente esta información así como en los temas y situaciones concretas, realizándose las modificaciones oportunas.

También en esta nueva edición se han modificado aquellas pautas de actuación en primeros auxilios que se recomiendan modificar, aunque debido a las diferencias conceptuales entre la sociedad norteamericana y la europea, éstas han variado muy poco.

Por otro lado se amplían e incluyen nuevos contenidos, como es un capítulo dedicado a los Primeros Auxilios

Psicológicos, tema este al que ya se le empieza a dar la importancia que verdaderamente tiene y que gracias al trabajo de muchos psicólogos que trabajan "a pie de calle" se obtienen muy buenos resultados entre los familiares, compañeros o las personas que ocasionalmente han presenciado un hecho dramático y han quedando afectados tras él.

Y como siempre, querido lector, muchas gracias por elegir esta publicación.

Agustín San Jaime
Octubre 2010

Presentación

Actuaciones básicas en Primeros Auxilios pretende ser una herramienta útil para todas las personas. No es, evidentemente, una enciclopedia médica; ni tampoco la versión en papel del famoso ungüento "bálsamo de fierabrás", que para todo servía y todo curaba y que inmortalizara D. Miguel de Cervantes en su *Ingenioso Hidalgo don Quijote de la Mancha*.

Hemos calificado este libro como "una herramienta útil" porque se ha intentado que el lector o lectora que lo consulte pueda hallar en él una primera respuesta a una situación en la que la vida, la salud o la integridad física de sus semejantes pueda estar comprometida. Agregando "para todas las personas" se pretende significar que su lectura o consulta ha de ser sencilla. Esto no significa que se haya prescindido de la veracidad del contenido, sino que con el lenguaje utilizado esperamos que llegue a todas las personas que lo lean o consulten.

Su utilización es fácil, busque usted en el índice el problema que se le ha planteado y en la página correspondiente encontrará esa primera actuación básica que se debe aplicar.

Nunca olvide el lector que la asistencia sanitaria no queda sustituida por la realización de los primeros auxilios, ésta sólo quedará garantizada cuando el personal sanitario valore directamente la situación y realice el correspondiente diagnóstico. Por tanto acuda o demande, según el caso y en las circunstancias en la que usted se encuentre, a la asistencia sanitaria.

El gráfico de la página siguiente muestra de forma esquemática la estructura del libro. Partiendo del cuadro del lado superior izquierdo (1os Auxilios) se van siguiendo las líneas y los cuadros siguientes.

Comenzaremos centrando el tema con la definición de que son los Primeros Auxilios (Tema 1) y algunos conceptos generales a tener en cuenta, aunque no es un conjunto exhaustivo de términos ya que a lo largo del texto de definirán y comentarán muchos más.

A continuación se pasa a resolver las siglas PAS (Tema 2), la forma genérica de actuar en cualquier situación de emergencia y seguidamente al ABC —los signos vitales— como vía protocolizada para iniciar una asistencia (Tema 3). La letra "C" que está asociada a la circulación sanguínea va premeditadamente separa del resto para indicar que no necesariamente estará en ese tercer lugar, es decir, puede darse el caso que la atención primaria consista en el taponamiento de una hemorragia masiva, incluso sin tener ningún dato más sobre el incidente.

Los temas del 4 al 14 y el 17 y el 18 están relacionados con el "Sí". Cuando los signos A y B están presentes se actúa en función de lo que vemos y nos cuentan los accidentados o enfermos.

Y los temas asociados al "No" son el 15 y 16, lo que se ha de hacer ante una Parada Cardiorrespiratoria (PCP), es decir, aplicar las técnicas de Reanimación Cardiopulmonar (RCP).

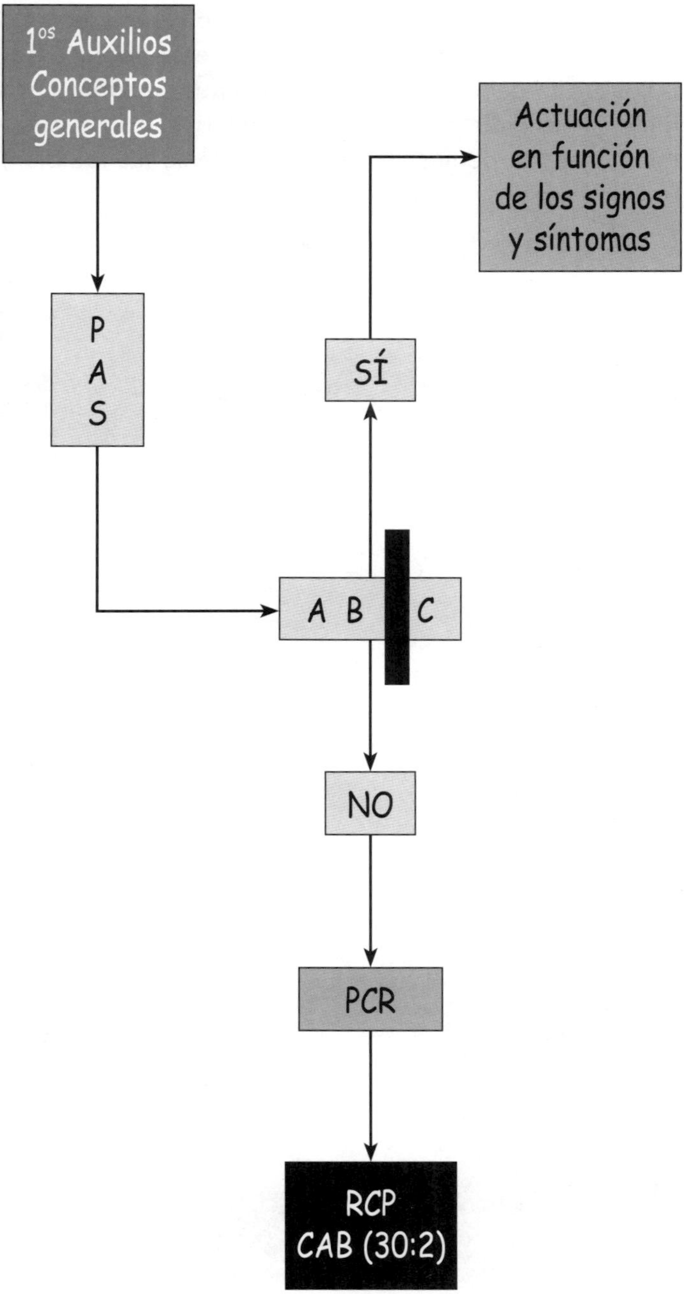
1os Auxilios
Conceptos
generales
Actuación
en función
de los signos
y síntomas
P
A
S
SÍ
A B
C
NO
PCR
RCP
CAB (30:2)

Tan sólo me resta agradecerle a usted amigo lector o a usted amiga lectora, el interés por este trabajo, trabajo que se debe al esfuerzo de muchas personas cuya meta en la vida consiste en ayudar a aliviar el sufrimiento de los demás. A todas esas personas también, muchas gracias.

Agustín San Jaime García

Tema 1 Introducción al socorrismo y a los primeros auxilios. La obligación legal de socorrer

1.1. Los primeros auxilios, el socorrismo, los socorristas y el primer respondiente

Este primer punto parece un galimatías. Nada está más lejos de mi intención que liar al lector, pero posiblemente estaremos de acuerdo en que al utilizar diferentes palabras para indicar lo mismo estamos cometiendo un error, y nada mejor que sentar de principio las bases sobre qué significa cada cosa y de esa forma no liarnos.

Los **primeros auxilios** son técnicas básicas y simples que, aplicadas en los primeros momentos de un accidente o enfermedad, pueden minimizar las lesiones e incluso salvar la vida de las personas.

Esta definición entraña la necesidad de que nos encontremos ante una situación de riesgo físico grave para las personas y que tengamos la necesidad de actuar de forma inmediata. En la mayoría de las ocasiones nos vamos a encontrar con que la aplicación de esas "técnicas básicas y simples" será realizada tan sólo con nuestras manos y nuestra buena voluntad. ¿Quién no ha sufrido cierta frustración cuando ha tenido que acudir al botiquín de la empresa buscando una simple tirita y lo ha encontrado totalmente vacío y no le ha quedado más remedio que acudir a la farmacia más cercana para comprarla? Pues vaya usted acostumbrándose a esto, a lo que coloquialmente llamamos "buscarse la vida".

El concepto de **socorrismo** es muy amplio y, si buscamos la definición de este concepto en un diccionario, encontraríamos algo así como "acto de socorrer, de ayudar o auxiliar a uno en un peligro o una necesidad, o amparar, asistir, ayudar, acoger, remediar, proteger". Sin duda el socorrismo es todo eso y mucho más. El socorrismo también podría definirse como un acto de generosidad hacia la sociedad.

Socorrista es la persona con conocimientos en primeros auxilios que realiza dicha acción. Pero esta definición limita mucho ya que, si la persona que socorre no tiene conocimientos, no podríamos llamarla socorrista.

Esto queda paliado con la aplicación del término **"primer respondiente"**, siendo ésta la primera persona que pone en conocimiento de los servicios de emergencia la necesidad de que intervengan y comienza el socorro independientemente de sus conocimientos. Por tanto, cualquier ciudadano o ciudadana que dé la alerta a un servicio de emergencia es el primer respondiente, consiguiendo la dualidad "primer respondiente-socorrista" cuando además conozca las técnicas de primeros auxilios y las aplique.

1.2. Lo que dice el Código Penal español y otras normas legales

El actual Código Penal español dice en su artículo 195:

1. El que no socorriere a una persona que se halle desamparada y en peligro manifiesto y grave, cuando pudiere hacerlo sin riesgo propio ni de terceros, será castigado con la pena de doce meses.

2. En las mismas penas incurrirá el que, impedido de prestar socorro, no demandare auxilio ajeno.

3. Si la víctima lo fuere por accidente ocasionado fortuitamente por el que omitió el auxilio, la pena será de prisión de seis meses a un año y multa de seis a doce meses, y si el accidente se debiere a imprudencia, la pena será de prisión de seis meses a dos años y la multa de seis a veinticuatro meses.

Queda claro que el legislador obliga a todos los ciudadanos a la prestación de socorro siempre y cuando se dé la situación referida, desamparo y peligro manifiesto y grave, y siempre que no se corra peligro personal o de terceros, en cuyo caso será suficiente solicitar a otros que lo presten. Lo que no termina de aclarar es el alcance del socorro a prestar, hasta dónde se ha de socorrer, ni cómo podemos valorar la gravedad de un peligro ajeno o propio. En cualquier caso, que quede claro que siempre tendremos que hacer algo.

Dado el subtítulo de este libro, *Cómo actuar ante las emergencias en casa, en la calle, en el trabajo o en la escuela*, también debemos acudir a la legislación en materia laboral y hacer mención de dos artículos de la Ley 31/1995 de Prevención de Riesgos Laborales en los que se obliga a los empresarios a tomar medidas dentro de sus empresas en materia de primeros auxilios, luchar contra incendios y evacuación (Art. 20 Medidas de emergencia), y a los trabajadores a colaborar y cooperar con el empresario para garantizar la seguridad y salud de los trabajadores (Art. 29 Obligaciones de los trabajadores).

Respecto a la legislación en materia de tráfico, ésta hace referencia repetidamente a la obligación de auxiliar o solicitar auxilio si nos encontramos envueltos en un accidente o tenemos conocimiento de él (Art. 51 de la Ley de Tráfico y Seguridad Vial), y a considerar como denegación de auxilio las infracciones a estas normas (Art. 129 del Reglamento General de Conductores).

Existen más normas legales que hacen mención al tema, pero no es el fin del libro, sirvan como muestra estos ejemplos. Para el final hemos dejado la primera norma, nuestra Constitución Española de 1978, en la que queda claro a lo largo de todo su articulado que el derecho a la vida, la salud y la integridad física es un bien que todos tenemos obligación de proteger (Arts. 15, 39, 40, 43 y otros).

Tema 2 ¿Qué es lo primero que tengo que hacer ante un accidente?

2.1. ¿Qué es lo primero que tengo que hacer ante un accidente?

Por supuesto que ante todo no ponerse nerviosos y no perder la calma, hay que actuar rápido pero sin hacer locuras y sin dejar nada pendiente.

Para ello se ha popularizado la "conducta PAS". La palabra PAS se forma con las iniciales de PROTEGER, ALERTAR y SOCORRER. Se trata de seguir siempre y en este orden estas acciones para no dejarnos nada olvidado.

2.2. Conducta PAS

Al encontrarnos con un accidente debemos:

PROTEGER: la zona del accidente y a nosotros mismos. No debemos olvidar nunca la autoprotección. Si, por ejemplo, nos encontramos con un accidente de tráfico, intentaremos señalizarlo con bastante antelación (por lo menos 100 metros) y en el caso de ir nosotros también en un vehículo, nos colocaremos el chaleco de alta visibilidad.

ALERTAR: a los servicios de emergencias de la zona y en particular a través del número de teléfono 112, desde el que los operadores de dicho servicio informarán a los servicios de emergencia que tengan establecidos según el tipo de accidente. Al comunicar con un servicio de emergencia tenemos que indicar siempre dónde estamos y qué sucede, como mínimo.

SOCORRER: a las víctimas. Mientras llega el personal especializado tenemos que comprobar el estado de todas las víctimas implicadas. De forma genérica se prestará atención primero a aquellas víctimas que pudieran estar inconscientes y después al resto.

2.3. Decálogo para los socorristas

Una vez que tenemos asegurada la zona y nosotros estamos protegidos (chalecos de alta visibilidad en vías interurbanas, guantes en caso de riesgo de contacto con sangre, etc.) y hemos solicitado ayuda, comenzaremos el socorro propiamente dicho teniendo en cuenta los siguientes puntos, que denominamos el "Decálogo del socorrista":

1. **Estar tranquilos, pero actuar con rapidez**. La precipitación no es buena compañera en las emergencias. Trabajando de forma sosegada será difícil que se dejen de lado las cosas importantes.

2. **Cerciorarse de que no existen más peligros**. Comprobando la existencia de riesgos como el de incendio, explosión, contaminación, etc.

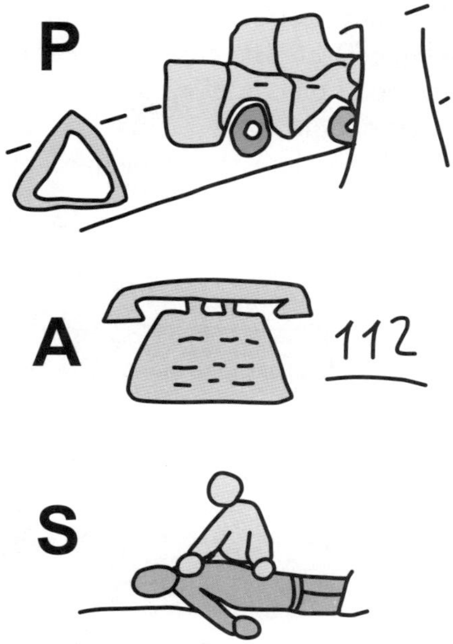

Conducta PAS

3. **Examinar a los accidentados.** Un primer examen facilitará la entrega de información a la ayuda especializada que venga.

4. **No mover a los heridos cuando no sea necesario**. Sólo se moverá a los heridos cuando se puedan correr otros riesgos adicionales, como incendios, derrumbes, etc., que no sólo afectarían a los heridos, sino además a los intervinientes.

   Podemos encontrarnos ante una persona inconsciente (ver "A: Comprobación de la consciencia" en el punto 3.5) en decúbito supino (boca arriba). **No podemos dejar "boca arriba" a una persona inconsciente** debido a que la lengua puede dejar sin respiración al taponar la entrada de aire en la traquea al perder el tono muscular y se cae por efecto de la gravedad o se produce un vómito y el contenido del mismo entra en los pulmones. En este caso voltearemos como se indica en el dibujo sobre un costado al accidentado dejándolo en posición lateral de seguridad (PLS) que evita estos problemas.

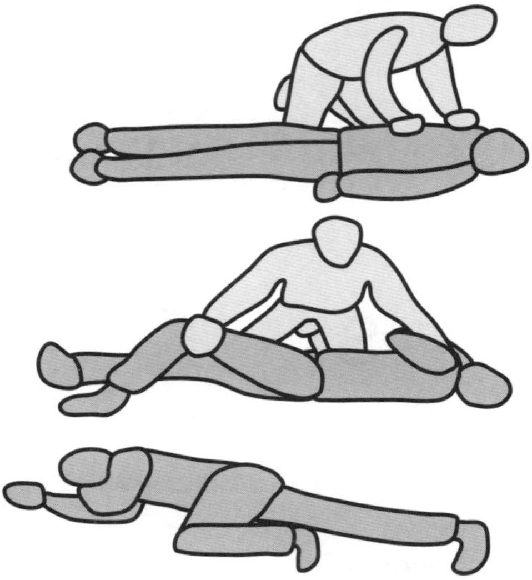

Posición lateral de seguridad (PSL)

Si sospechamos o somos conocedores de la existencia de lesiones en la espalda o cuello de la persona, sólo lo colocaremos en esa posición en el caso de tener que abandonar el lugar para ir a pedir ayuda. En caso contrario, realizaremos una apertura de la boca tirando del mentón hacia arriba con una mano y sujetando la cabeza contra el suelo por la frente con la otra (maniobra frente-mentón).

5. **No abandonar a los heridos.** Sólo se les dejará solos si no queda más remedio para ir a pedir ayuda. La sensación de soledad o abandono en estos casos produce una angustia añadida muy perjudicial para los accidentados.

6. **Mantener abrigados a los accidentados, tanto del frío como del calor.** El frío puede producir hipotermia entre otros efectos adversos, y el calor, deshidratación e hipotensión.

7. **Tranquilizar a los accidentados**. Dar ánimos y mantenerse con ellos indicándoles que pronto llegará la ayuda.

8. **Evitar el *shock* (choque).** El *shock* es un estado de insuficiente perfusión tisular (riego sanguíneo en el tejido) que agrava la situación del accidentado. El estado de *shock* se combatirá con tratamiento postural, esto es, colocando al accidentado en posición de decúbito supino (boca arriba), con las piernas elevadas unos 30° y aflojando la ropa. En caso de traumatismos en cuello o espalda con sospecha de lesiones que puedan comprometer las estructuras de dichas zonas, no se debe mover al accidentado.

9. **No dar comida, bebida ni medicamentos a los accidentados.** A lo sumo se podrá humedecer los labios del accidentado. Esta medida es necesaria para evitar que cualquier cosa ingerida, en caso de vómito, pueda irse a los pulmones (bronco aspiración), lo que provocaría un problema respiratorio añadido.

10. **En resumen, hacer sólo lo imprescindible y, por supuesto, no hacer nada que no sepamos hacer.** No es el momento de practicar, sólo se hará aquello que se conozca bien.

La guía que se inserta a continuación sirve para anotar los datos más relevantes cuando se solicita ayuda a un servicio de emergencias o a un centro coordinador. Esta guía estaría junto al teléfono de la persona encargada de pedir ayuda externa, como una centralita de una empresa, la secretaría de una escuela, etc.

GUÍA PARA SOLICITAR AYUDA EXTERNA EN CASO DE EMERGENCIA	TELÉFONO DE EMERGENCIAS **112**

Lugar				
Suceso			Nº de afectados	
¿Hay peligro para los heridos o actuantes?	Sí	No	¿Cuál?	

Afectado Nº 1	Hombre	Mujer	Edad	
¿La persona responde si le habla?	Sí	No	No se le entiende	
¿Le parece que la persona respira?	Sí	No	Con alteraciones	
¿Se aprecian hemorragias?	Sí	No	¿Dónde?	
¿Qué tipo de lesiones cree usted que tiene?				

Afectado Nº 2	Hombre	Mujer	Edad	
¿La persona responde si le habla?	Sí	No	No se le entiende	
¿Le parece que la persona respira?	Sí	No	Con alteraciones	
¿Se aprecian hemorragias?	Sí	No	¿Dónde?	
¿Qué tipo de lesiones cree usted que tiene?				

Afectado Nº 3	Hombre	Mujer	Edad	
¿La persona responde si le habla?	Sí	No	No se le entiende	
¿Le parece que la persona respira?	Sí	No	Con alteraciones	
¿Se aprecian hemorragias?	Sí	No	¿Dónde?	
¿Qué tipo de lesiones cree usted que tiene?				

Otros teléfonos de emergencias:			
091 Policía Nacional	**062** Guardia Civil	**91 562 04 20** Centro Nacional de Toxicología	Anotar tels. locales

2.4. ¿Qué hago ante una situación imprevista?

Si nos encontramos ante una situación imprevista como un dolor torácico o abdominal, evitaremos que la persona enferma realice ningún tipo de esfuerzo, realizaremos la secuencia descrita PAS y obedeceremos los consejos que nos proporcionen los servicios médicos cuando demos la alerta.

Tema 3 Reconocimiento de los signos vitales. Actuación básica ante el shock y los mareos

3.1. ¿Qué son los signos vitales?

Para poder valorar el estado de un enfermo o accidentado y socorrerle debemos conocer cuáles son las lesiones o los síntomas que presenta. Cuando el accidentado nos puede contar lo que ha pasado, la situación es más sencilla, pero en ocasiones nos podemos encontrar con personas que no nos pueden decir lo que ha pasado o cómo están por presentar una total desconexión con el medio que les rodea.

Los signos vitales son aquellos signos que podemos apreciar en una persona herida o enferma y que consideramos que, si están presentes, hay vida, y si no están presentes, no lo sabemos. Para nuestro objetivo, los signos vitales serán:

- La consciencia.
- La respiración.
- Los signos circulatorios.

Aunque a continuación damos unas cifras de "normalidad" en las frecuencias respiratoria y circulatoria, no olvidemos que son orientativas y que pueden variar por motivos personales normales. Además la localización del pulso circulatorio en situaciones de emergencia no se recomienda, prescindiendo por tanto intentar evalualo.

3.2. La consciencia

La consciencia es la capacidad que tenemos para comunicarnos y relacionarnos con el medio que nos rodea. El nivel de consciencia quedará determinado por la mayor o menor capacidad que tengamos para esa comunicación y relación con el medio, pudiendo pasar gradual o bruscamente de la consciencia plena a la inconsciencia total. En ambos casos estaremos vivos, pero la inconsciencia, según lo que la motivó, puede ser un signo de una enfermedad o lesión grave. La inconsciencia es, por tanto, un signo de emergencia médica.

Clasificación de estados de consciencia	
Consciente	El accidentado se relaciona con el entorno en su forma habitual
Somnolencia	Tendencia exagerada al sueño del accidentado
Obnubilación	El accidentado responde a preguntas simples y estímulos pero vuelve a la somnolencia
Estupor	Sólo responde a estímulos severos volviendo a la somnolencia
Inconsciente	No hay ninguna respuesta por parte del accidentado a ningún tipo de estímulos

3.3. La respiración

La respiración nos va a orientar sobre nuestra capacidad para mantener la oxigenación de las células. Con la falta de oxígeno las células se morirían y con la muerte de las células se acaba la vida. Si un accidentado no respira o respira mal, es un signo de emergencia médica.

Podemos considerar como respiración normal la frecuencia mantenida entre 12 y 18 respiraciones por minuto para un adulto en reposo. Por debajo estaríamos en bradipnea y por encima en taquipnea. Los niños tienen una mayor frecuencia respiratoria, que va gradualmente desde 30 a 50 respiraciones por minuto en neonatos hasta las 12 a 20 en la adolescencia.

Debemos prestar especial atención si escuchamos "ruidos raros" en la respiración, como estertores o sibilancias (vulgarmente definidos como gorgoteos o pitidos).

3.4. Los signos circulatorios

Actualmente se habla de "signos circulatorios", refiriéndose a si el paciente muestra movimientos, calor, sudoración o coloración que indique la presencia de circulación, ya que, incluso cuando se tiene experiencia, resulta difícil localizar el pulso en pacientes accidentados por los nervios propios de una situación estresante. Además hay situaciones en las que el corazón presenta actividad no efectiva (por ejemplo, la fibrilación ventricular) que sólo se puede determinar a través de aparataje eléctrico, como un electrocardiógrafo.

Podemos considerar como frecuencia cardiaca normal la frecuencia mantenida entre 60 y 100 latidos por minuto en reposo en adultos. En adolescentes la frecuencia estaría cerca de 100 y en neonatos lo normal rondaría los 120 latidos por minuto (mientras que una frecuencia por debajo de 60 en este grupo la consideraríamos una Parada Cardiorrespiratoria).

3.5. El ABC

El ABC es la regla nemotécnica que hemos utilizado durante muchos años para realizar una evaluación primaria de los signos vitales en los heridos y enfermos. Responde a una secuencia de acciones que permite fijarse en lo más básico para poder empezar a atender a estas personas. Esta valoración se hará una vez que el escenario sea seguro y hallamos solicitado ayuda, es decir, no estamos ni más ni menos que cumpliendo la secuencia **PAS**.

Actualmente estas acciones se han simplificado extraordinariamente para los respondientes o actuantes legos, quedando así:

1. **A: comprobación de la consciencia:** (Anteriormente esta acción también contemplaba la apertura de vía aérea).

   Nos acercamos a la persona hablándola en voz alta (estimulación verbal). Si no obtenemos respuesta al a estimulación verbal se intenta que reaccione a estímulos físicos, zarandeándola ligeramente de los hombros e incluso pellizcándola en el músculo trapecio para ver la reacción al dolor. Si la persona no emite ningún signo de dolor, sonido o movimiento, entenderemos que está inconsciente.

2. **B: comprobación de la respiración:** (Anteriormente en esta acción se practicaba una maniobra de comprobación diferente).

Debemos prestar atención a la existencia o no de respiración. Si no vemos que la persona realice ningún tipo de movimiento respiratorio o este se limita a respiraciones ineficaces como el "boqueo", entenderemos que la persona no respira. El "boqueo" es un movimiento respiratorio ineficaz por el cual el paciente abre y cierra la boca adoptando una forma de forma autómata similar a la que realizan los peces durante su agonía fuera del agua.

3. **C: comprobación de signos circulatorios:** (Ya anteriormente esta acción se mantenía así. Ese es el motivo por el cual queda dibujada una barra separando la B de la C en el esquema de la presentación).

   En esta acción nos limitaremos a observar si existe alguna hemorragia masiva que convendrá taponar inmediatamente para evitar que la persona se desangre. Una vez taponada podremos seguir con la asistencia adecuada.

3.6. ¿Ante qué tipo de situaciones nos podemos encontrar?

Si seguimos el esquema de la presentación, podemos encontrar las siguientes situaciones:

1. **Persona consciente:** La persona accidentada o enferma está consciente y puede más o menos indicarnos que es lo que le ha sucedido o que le pasa. Corresponde con el "SÍ" del esquema, por lo que actuaremos según los signos que veamos y los síntomas que nos indique.

2. **Persona no responde a estímulos pero con respiración eficaz:** Si observamos que la perso-

na no responde a nuestros estímulos verbales y físicos (inconsciente) pero presenta una respiración efectiva, continuamos en el "SI", es decir, actuaremos según lo que veamos. En principio y no sospechamos ninguna lesión en espalda o cuello, la colocaremos en posición lateral de seguridad (PLS) y atenderemos a las lesiones que veamos, reevaluando continuamente su respiración.

3. **Persona que no responde a estímulos y no respira:** Esta situación sería el "NO" de nuestro esquema, es decir, cuando nos encontremos con una persona que no responde a estímulos verbales o físicos y no presenta respiración o esta es ineficaz (recordar el boqueo), estamos ante una persona en Parada Cardiorrespiratoria (PCR) y debemos comenzar inmediatamente con las maniobras de Reanimación Cardiopulmonar (RCP). En los temas 15 y 16 se explica todo el procedimiento actualizado de RCP pero adelantaremos aquí lo más importante: **realizar compresiones torácicas eficaces sin perder tiempo**.

3.7. Actuación ante síntomas de *shock* y mareos

El *shock* se definió como un estado de mala perfusión tisular generalizado. Los motivos pueden ser variados, desde la imposibilidad de bombeo por parte del corazón por un problema mecánico, hasta una hemorragia masiva que impida la llegada de sangre a todo el organismo.

Es muy importante reconocer los signos que nos indican cuándo un accidentado va a entrar en *shock* para adoptar las medidas oportunas para que la sangre llegue a los centros vitales.

Cuando nos encontremos con un accidentado con sudoración fría, palidez y pulso cardiaco rápido pero débil, debemos pensar que va a entrar en estado de *shock*, procediendo de la siguiente forma:

- Colocarlo tumbado boca arriba (en decúbito supino), con las piernas elevadas 30 grados.
- Aflojaremos la ropa para favorecer la circulación.
- Lateralizaremos la cabeza si vomita.
- En caso de que la persona quede inconsciente, se colocará en posición lateral de seguridad (PLS) para evitar la caída de la lengua y el taponamiento de la traquea.
- Si la persona mejora, la incorporaremos despacio, primero sentándola en el suelo, después en una silla y de pie una vez repuesta.
- Revaloración constante de los signos vitales.

Tema 4 Actuaciones básicas ante golpes y heridas

4.1. ¿Qué es un traumatismo?

Los traumatismos los podemos definir como **toda aquella agresión por energía mecánica que se produce en cualquier parte del cuerpo**. Producirán contusiones, heridas, fracturas y todo tipo de lesiones asociadas. En este tema veremos cómo actuar ante los traumatismos que provocan lesiones a nivel superficial, que llamaremos genéricamente contusiones. Más adelante veremos la forma de actuar en caso de lesiones más importantes como las fracturas.

La gravedad del traumatismo vendrá dada por:

- Las lesiones que ocasione en el organismo el agente causal.
- La zona del organismo en la que se produzca.
- La intensidad de la agresión, siendo generalmente más graves los traumatismos en los que se haya desarrollado mayor energía.

4.2. Actuación básica ante golpes y contusiones

Una contusión es una lesión producida por un **traumatismo que cursa sin rotura de piel** y se clasifican en tres tipos:

- **Contusión de primer grado:** la lesión es superficial y se produce un cardenal o equimosis. Su tratamiento será la aplicación de frío local.

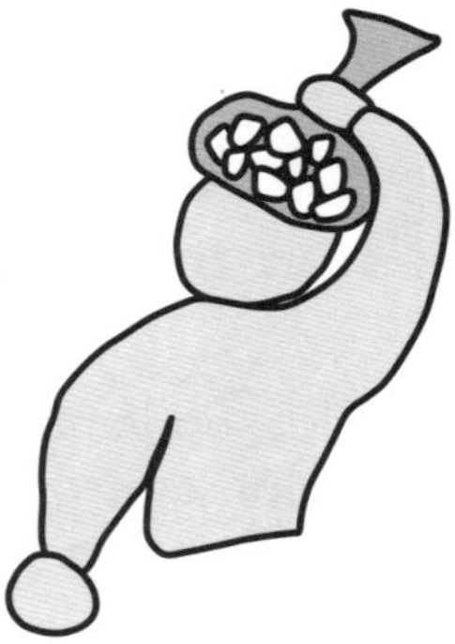

Aplicación de hielo en contusiones

- **Contusión de segundo grado:** afecta a capas más internas de la piel, produciendo un chichón o hematoma. Se tratará con inmovilización si fuera necesario y con frío local.

- **Contusión de tercer grado:** es un traumatismo severo que puede producir necrosis en los tejidos internos. Se debe acudir a un centro médico y solicitar ayuda especializada. Hasta que se dictamine el tratamiento adecuado por parte de un facultativo, se debe inmovilizar la zona y realizar una valorización de los signos vitales (ABC) ya que nos podemos encontrar con una hemorragia interna y sus complicaciones.

4.3. Las heridas

La piel es la capa que recubre todo el organismo y lo aísla del entorno. Tiene varias funciones como **la función sensitiva, la función termorreguladora del organismo y la de protegerlo de infecciones y agresiones externas**. Cuando esta capa se rompe por cualquier motivo, diremos que se ha producido una herida.

La gravedad de una herida vendrá marcada:

1. Por su profundidad, ya que a más profundidad el riesgo de infección es mayor.
2. Por el lugar donde se ha producido, siendo más graves aquellas heridas producidas en zonas como la cara o las articulaciones que en otros lugares.
3. Por los órganos a los que afecte y por el conjunto de todos estos factores.

Cuando la capa o el órgano que se rompe no es la piel, sino que lo que se rompe por ejemplo es el bazo o se perfora el estómago, hablaremos entonces de **rotura o laceración de vísceras.**

Según la forma que presentan las heridas se clasifican en:

- **Incisas**, que presentan bordes limpios y definidos.
- **Contusas**, que presentan bordes indefinidos.
- **Inciso-contusas**, que es una mezcla de las anteriores.
- **Punzantes**, cuando exteriormente presentan un punto de entrada y tienen profundidad.

- **En colgajo**, cuando se levanta una superficie de dermis y queda colgando.
- **Desgarros**, cuando hay pérdida de sustancia (masa dérmica).
- Las **amputaciones** son la pérdida de un miembro o parte de él de forma traumática (cuando se produce un accidente) o quirúrgica (cuando se realiza en un quirófano por necesidad).

Los **síntomas generales** de las heridas son:

1. **Dolor** local.
2. **Separación de los bordes de la piel**.
3. **Sangrado** de la zona afectada.

Los **principales peligros** que puede presentar una herida si no se trata bien son:

- **Infección** por microbios y bacterias, como la bacteria del tétano, infección muy común ya que dicha bacteria se encuentra en cualquier lugar sucio y penetra fácilmente en la piel. Es anaeróbica, es decir, se desarrolla sin necesidad de oxigeno.
- Las **secuelas,** que dependerán del lugar de la herida una vez cicatrizada ésta.
- ***Shock* hipovolémico** si el sangrado es muy abundante, pudiendo conducir a la inconsciencia, el coma y la muerte.

4.4. Actuación básica ante heridas

- Lavarse bien las manos antes de tocar una herida y utilizar guantes.

- Utilizar material desechable y estéril. En caso de material reutilizable deberá estar esterilizado.
- Limpiar la herida con agua y jabón si es leve y sólo con agua si es compleja, realizando la limpieza de dentro hacia fuera con un chorro de líquido.
- No utilizar alcohol ni algodón. Utilizar algún desinfectante yodado (siempre y cuando la persona no sea alérgica al yodo) y gasas u otro material que no deje restos.
- Secar la herida sin frotar.
- Cubrir la herida con un apósito y sujetarlo con un vendaje no compresivo.
- Si hubiese algún cuerpo extraño enclavado, fijarlo para que no se movilice durante el traslado y, sobre todo, nunca extraerlo.
- Trasladar al accidentado a un centro sanitario para una buena desinfección.

4.5. Las hemorragias

Una hemorragia es **la salida anormal de sangre del sistema circulatorio** (corazón y vasos sanguíneos).

Las hemorragias se pueden clasificar en:

- **Hemorragias internas**, aquellas en las que se rompen o laceran vasos sanguíneos y la sangre no sale al exterior del organismo, acumulándose entre los tejidos.
- **Hemorragias externas**, aquellas en que la rotura de la piel permite ver cómo la sangre sale de los vasos sanguíneos al exterior del organismo.

- **Hemorragias internas exteriorizables**, que son aquellas roturas internas en las que la sangre sale al exterior a través orificios naturales del organismo, como las hemorragias producidas en el interior de la cabeza y que se visualizan por la nariz o por las orejas.

Según la parte del sangrado se llaman:

- **Epistaxis**: es el sangrado por la nariz.
- **Otorragia**: es el sangrado por el oído.
- **Melenas**: es el sangrado en el sistema digestivo, con presencia de sangre en las heces.
- **Metrorragia**: es el sangrado vaginal fuera del periodo menstrual.
- **Hematemesis**: es el sangrado en sistema digestivo, con presencia de sangre en los vómitos.
- **Hemoptisis**: es el sangrado en vías respiratorias, con presencia de sangre en la saliva.

Según la pérdida de sangre se podrán apreciar los signos definidos en el cuadro de la página siguiente.

4.6. Actuación básica ante hemorragias

Nunca dar de comer o beber a un accidentado por el peligro de bronco aspiración

Hemorragias externas:

- Sentar en el suelo o tumbar al lesionado para evitar que se caiga si se marea y puedan producirse más lesiones.

Volumen de sangrado	Más de 30%	Entre el 15 y el 30%	Hasta un 15%
Frecuencia cardíaca	> 120 ppm	100-120 ppm	< 100 ppm
Relleno venoso	Muy poco relleno	Menos relleno	Lleno
Frecuencia respiratoria	30-40 rpm	20-30 rpm	14-20 rpm
Relleno capilar	Casi ausente	> 2 sg.	Normal
Consecuencia	Confuso y con tendencia al sueño	Intranquilo ansioso	Intranquilo

- Cohibir la hemorragia (**hemostasia**) taponando directamente sobre la herida con material limpio.
- Elevación del miembro (brazo, pierna) si no existen fracturas óseas.
- Realizar un vendaje compresivo, salvo en zonas donde se aprecie la existencias de alguna fractura.
- En caso de continuar el sangrado a pesar de haber colocado algún apósito, no levantarlos y seguir taponando sobre lo ya puesto.
- Localizar los puntos de presión cuando no cesa la hemorragia, para intentar cohibir el sangrado.
- Si no se detiene la hemorragia, trasladar a un centro médico en cuanto sea posible.

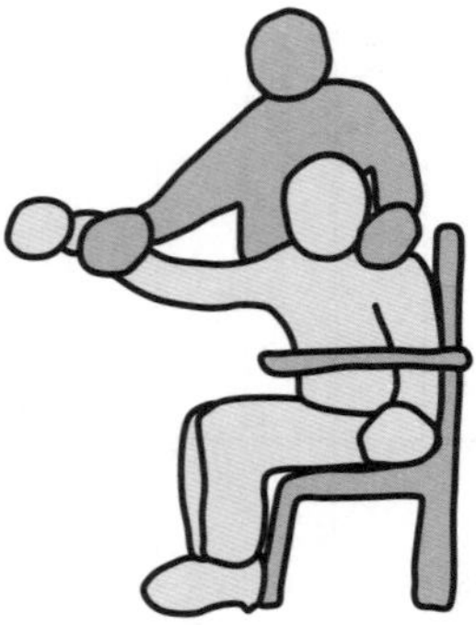

Aplicación de presión directa en hemorragias

Los torniquetes **están desaconsejados** debido a que un torniquete mal aplicado o mal seguido puede producir necrosis (muerte de los tejidos por falta de riego sanguíneo) o un efecto indeseado denominado síndrome comparticional.

El síndrome comparticional es el "envenenamiento" de la sangre que se produce cuando se levanta un torniquete que ha estado mucho tiempo instaurado. Durante la falta de riego sanguíneo, se han producido toxinas en la zona distal, de manera que, cuando se quita la compresión del torniquete, estas toxinas entran en el torrente sanguíneo intoxicándolo.

A este respecto, las recomendaciones internacionales sólo admiten la efectividad del torniquete en situaciones bélicas, entendiendo que en otras situaciones son más graves las consecuencias de una mala técnica en la colocación que no hacerlo. Como indicaba en el prólogo de esta edición actualizada, esta es una de las diferencias conceptuales importantes con respecto a la cultura anglosajona de donde parten las recomendaciones internacionales, pero lo tendremos en cuenta por congruencia profesional como también indicaba en dicho prólogo.

Hemorragias internas:

Dado que en las hemorragias internas no podemos ver el sangrado, sospecharemos la existencia de hemorragias internas cuando la violencia del accidente sea muy elevada o el paciente muestre signos de *shock*.

Se procurará la siguiente actuación:

- Adoptar la postura anti-*shock* (tumbado boca arriba con los pies elevados unos 30°) o en posición lateral de seguridad (PLS) en inconscientes.

- Pedir ayuda o trasladar a centro médico si no pueden venir en nuestra ayuda.

- Proteger del frío y del calor.

- Revalorizar los signos vitales (ABC) hasta la transferencia con personal especializado.

Hemorragias exteriorizables:

- Taponar el orificio de salida, salvo en otorragias, para permitir el drenado de la cavidad craneal.
- Sentar o tumbar al accidentado para evitar su caída y que realice esfuerzos. Si la hemorragia es en la cabeza, colocaremos al accidentado semisentado y no lo tumbaremos.
- Proteger al accidentado del frío y del calor y solicitar ayuda o trasladar al centro médico si la ayuda especializada no puede venir a nuestro punto.
- Revalorizar los signos vitales (ABC) hasta la transferencia con personal especializado.

Si en algún momento la persona quedara en Parada Cardiorrespiratoria se procede con las técnicas de RCP indicadas en los temas 15 y 16.

Tema 5 | Actuaciones básicas ante esguinces, luxaciones y fracturas

5.1. Actuación básica ante los esguinces

Un esguince es el **desplazamiento temporal de los huesos de una articulación o la elongación excesiva de las estructuras que la sujetan**, generalmente acompañado con el mayor o menor desgarro de dichas fibras. Pueden presentan estos síntomas:

- Dolor intenso en la zona.
- Inflamación de toda o parte de la articulación con aparición de hematoma.
- Impotencia funcional en mayor o menor medida.

La actuación básica requerirá:

- Inmovilización, elevación y reposo del miembro. La inmovilización se realizará con vendas tipo crepé para permitir su distensión si se inflama la zona.
- Aplicación de frío local en la zona afectada.
- Se tendrá en cuenta el posible compromiso neurológico y vascular con la comprobación de la

existencia de pulsos distales y la presencia de sensibilidad del miembro. En el caso de la desaparición de la sensibilidad o el pulso distal después de inmovilizar o vendar la articulación, se tendrá que retirar el vendaje y volver a inmovilizar.

Un esguince requiere asistencia y tratamiento médico.

5.2. Actuación básica ante luxaciones

Una luxación es la **separación traumática de los huesos dentro de una articulación**, generalmente con rotura de estructuras articulares. Pueden presentar estos síntomas:

- Dolor intenso en la articulación afectada.
- Deformidad en la zona. Ésta se puede apreciar si se compara la misma articulación del otro miembro.
- Manifiesta imposibilidad funcional debida a la desestructuración de la articulación y al dolor.

La actuación básica requerirá:

- En una luxación **nunca se debe intentar recolocar el miembro luxado**.
- Se pedirá ayuda y colocará al accidentado en la postura que él reconozca como más cómoda, movilizándole con mucha suavidad.
- Se inmovilizará en la posición encontrada y trasladará con mucho cuidado a un centro médico si no se consigue que acuda a nuestro encuentro la ayuda especializada.

Las luxaciones comprometen la circulación y sensibilidad del miembro luxado, por lo que no se debe demorar el tratamiento médico.

5.3. Actuación básica ante diferentes traumatismos

Traumatismos en cabeza

Los traumatismos en cabeza tienen singular importancia porque pueden afectar al sistema nervioso central (SNC). Por ello, ante un traumatismo en cabeza podemos encontrarnos desde una simple herida hasta un accidentado inconsciente. Además, ante un traumatismo en cabeza **debemos sospechar la posibilidad de que se haya producido una lesión en cuello,** por lo que se mantendrá la alineación de la cabeza y la espalda en traumatismos de gran intensidad.

Signos que podemos encontrar en un traumatismo craneal:

- Hemorragias en orificios naturales.
- Deformidades, fracturas y hematomas.
- Pupilas alteradas (anisocóricas o midriáticas).
- Alteraciones en la consciencia. Pérdidas de memoria.
- Vómitos, convulsiones y alteraciones respiratorias.

Se actuará sobre los signos (heridas, hemorragias, etc.), revalorando de forma continua los signos vitales y trasladando urgentemente al lesionado a un centro médico. **Nunca se debe dejar sin observación a un traumatizado craneal.**

Traumatismos en tórax y abdomen

Los traumatismos que producen lesiones en el tronco o en los órganos internos se engloban en este apartado.

Los traumatismos torácicos **pueden comprometer las funciones respiratorias y cardiacas,** con la implicación de riesgo vital que conlleva.

Los traumatismos abdominales pueden comprometer a los órganos y funciones que se encuentran en esta zona, como son el sistema digestivo y escretor.

Podremos encontrar todo tipo de heridas, deformaciones, salida de vísceras, y fracturas, acompañadas de problemas respiratorios y de consciencia.

La actuación básica será:

- Tratamiento postural (decúbito supino semisentado en traumatismos torácicos y decúbito supino con las piernas semiflexionadas en traumatismos abdominales).
- Tratar los signos de lesión: cohibir las hemorragias externas, tapar las evisceraciones con paños limpios, etc.
- Proteger del frío o calor al accidentado.
- Revalorizar los signos vitales en prevención del estado de *shock* y de posibles hemorragias internas.

Los traumatismos torácicos y abdominales son urgencias médicas, por lo que se debe procurar asistencia médica lo antes posible.

Nunca se intentará meter las vísceras en un lesionado abdominal.

Traumatismos ortopédicos (en las extremidades)

A este grupo pertenecen los traumatismos en brazos y piernas.

Se pueden producir desde lesiones simples a lesiones que comprometan la función vascular y nerviosa de la extremidad, debido no sólo al traumatismo en sí, sino además por el efecto de la deformación o de la posterior inflamación de la zona lesionada.

La actuación básica en traumatismos simples será:

- Inmovilización del miembro afectado.
- Aplicación de frío local si se producen hematomas.
- Elevación del miembro si no esta fracturado.

Los traumatismos ortopédicos severos y en los que se tenga certeza de fracturas deben ser valorados en un centro médico.

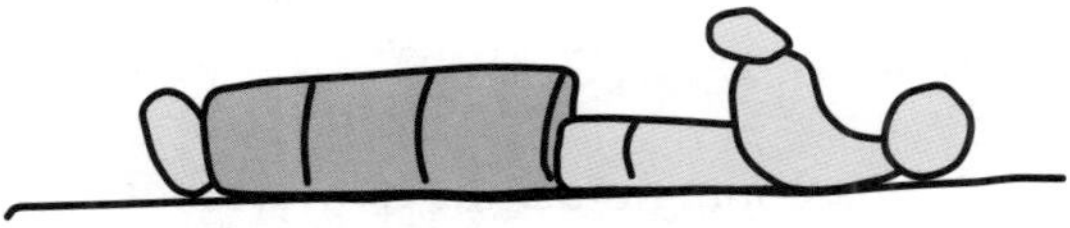

Entablillamiento de fortuna en traumatismos ortopédicos

5.4. Actuación básica en fracturas

Una fractura es la **rotura total o parcial de una estructura ósea**.

Las fracturas cursan generalmente con:

- Dolor localizado o irradiado desde el punto de rotura.

- Impotencia funcional.
- Hematoma y deformidad de la zona afectada.

Se pueden ver comprometidas la circulación sanguínea y la actividad nerviosa, por lo que no se debe demorar el tratamiento médico y comprobar continuamente los pulsos distales.

Las fracturas se suelen clasificar en:

- Fracturas cerradas: cuando no ha habido rotura de la piel.
- Fracturas abiertas: cuando se rompe la piel y los huesos son visibles.
- Fracturas totales: cuando se rompe la sección completa del hueso.
- Fracturas parciales: cuando no se rompe toda la sección del hueso.
- Fracturas en tallo verde: las que se producen en los niños.
- Fracturas conminutas: las que presentan diversos fragmentos óseos desprendidos.
- Fracturas por aplastamiento, etc.

Las fracturas son urgencias médicas, por lo que se solicitará ayuda o se trasladará con sumo cuidado a un centro médico a los lesionados. La actuación básica ante una fractura será:

- Se movilizará cuidadosamente a los accidentados y se inmovilizarán las fracturas con materiales rígidos.

- En fracturas abiertas, NO intentar introducir los huesos dentro del organismo. Sólo tapar con material estéril y realizar vendaje no compresivo.
- En traumatismos raquimedulares (contusiones en columna vertebral) la inmovilización ha de ser completa y, ante la duda, se considerarán traumatizados a todos los accidentados en los que no se conozca el motivo del accidente.
- Realizar una revaloración continua y la comprobación de los pulsos distales.

Tema 6 Movilización y transporte de heridos o enfermos

6.1. Movilización de accidentados

Se recomienda **NO mover ni movilizar a los heridos salvo que lo realice personal experimentado**, pero en ocasiones un peligro externo o la imposibilidad de que aparezca personal cualificado nos obligará a mover a los accidentados del lugar del incidente. Es muy importante recodar que, antes de movilizar a un accidentado, debemos inmovilizarlo.

Ante la sospecha de lesiones en la espalda por la forma en que se ha producido el accidente o cuando lo manifiesta el accidentado, consideraremos que existen lesiones en la columna vertebral hasta que se descarten en un centro sanitario o por el personal sanitario que acuda. Si tenemos la necesidad de movilizar a un accidentado, debemos respetar las siguientes pautas:

- **Mantener siempre alineada la cabeza con la columna vertebral** (posición neutra). Para ello, se tracciona ligeramente la cabeza hasta alcanzar la alineación, procediendo después a inmovilizarla al resto del cuerpo con un collarín o un elemento similar que podamos obtener.

- Los movimientos serán suaves y controlados, estando todos los intervinientes de acuerdo en actuar a las órdenes de uno, generalmente el que se coloca a la cabeza del accidentado, para que la movilización sea en bloque.
- Se fijará al accidentado a una base dura (camilla, tabla dorsal, etc.), para que la movilización se pueda realizar con más seguridad.
- Valorar continuamente los signos vitales y los pulsos distales.

Para la movilización en bloque nos valdremos de algunas técnicas conocidas como:

- **Puente holandés:**

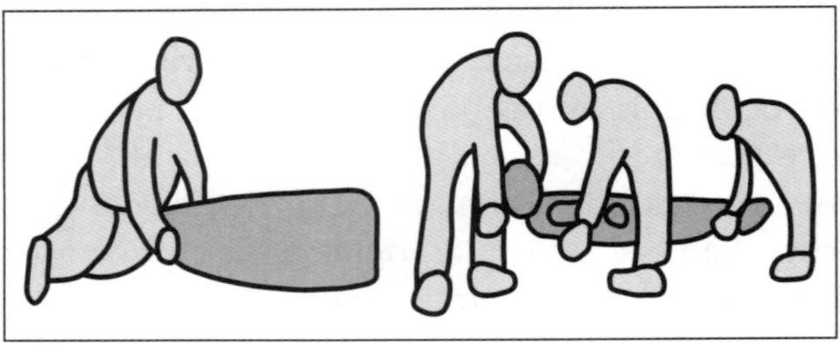

- **Elevación en cuchara:**

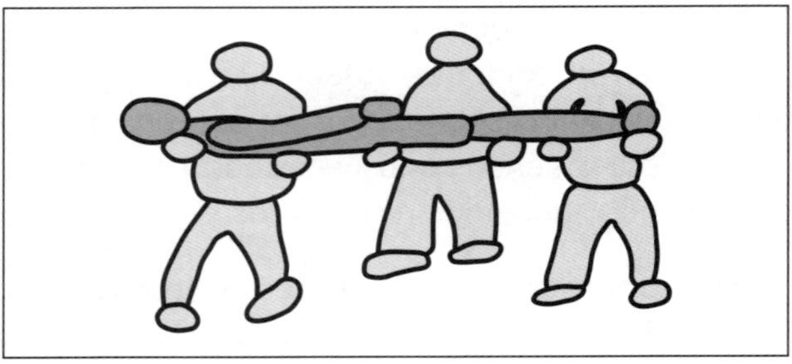

- **Maniobra de Rautek:** Esta maniobra está indicada sólo en caso de tener que rescatar a un accidentado de un vehículo con riesgo de incendio, de inestabilidad, etc. Se debe mantener la alineación de la cabeza y la espalda del accidentado en todo momento.

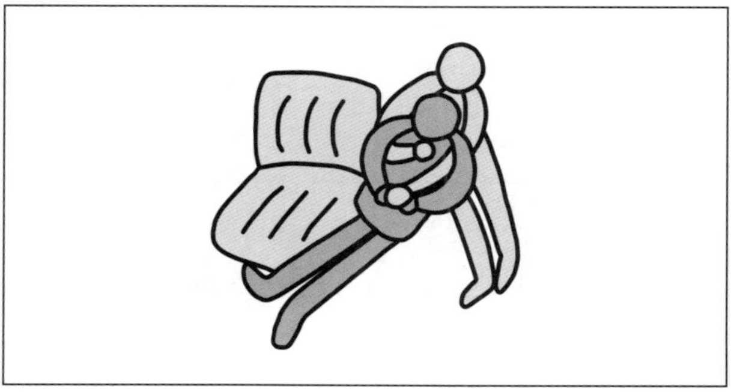

Para desplazar a un accidentado por una única persona, cuando no se le tenga que inmovilizar, se podrá valer de las siguientes técnicas:

- **Arrastrado por los brazos:**

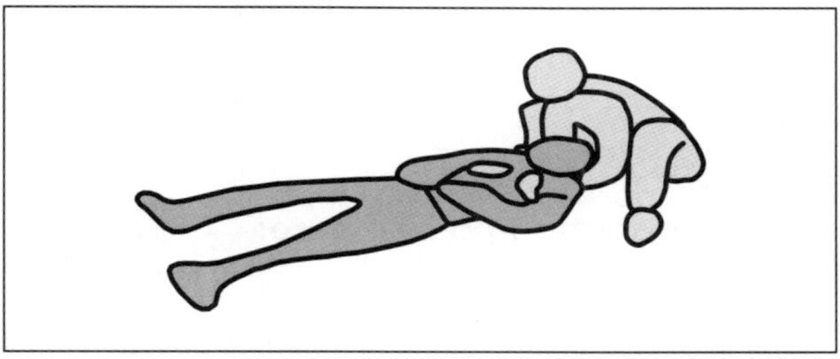

- **Arrastre con una sábana:**

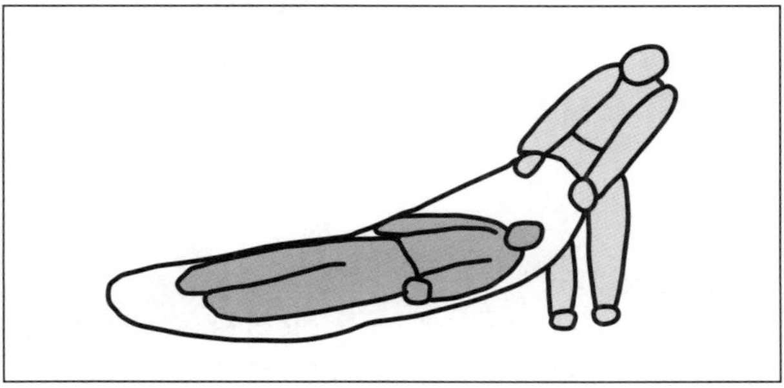

❖ **Arrastre de rodillas:**

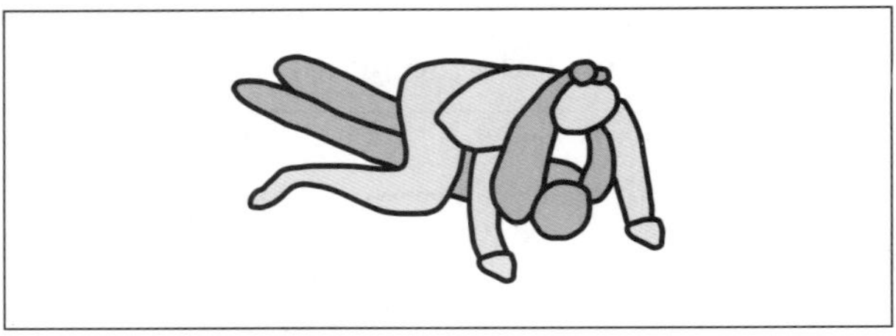

❖ **Echando sobre nuestra espalda al accidentado:**

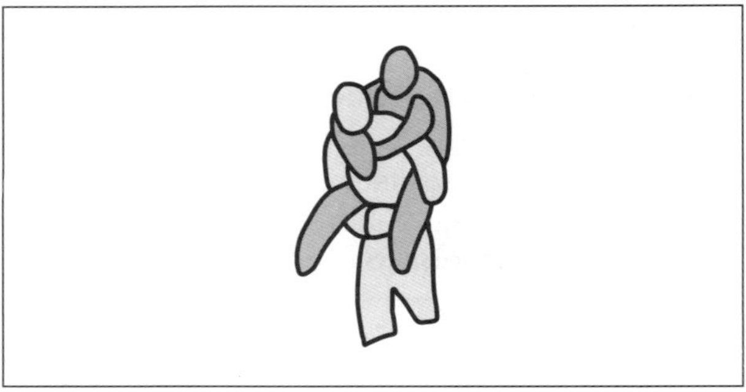

❖ **Transporte tipo bombero:**

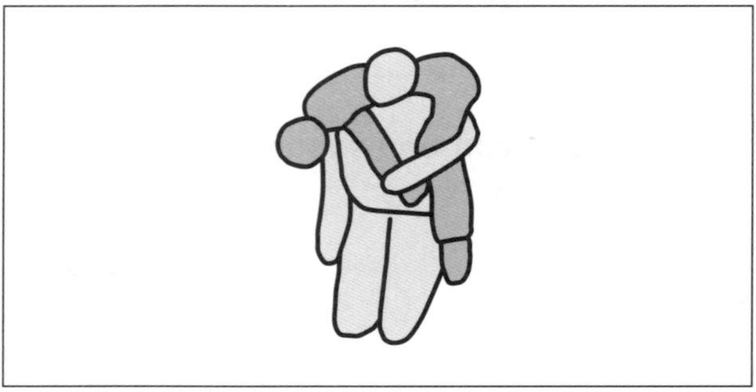

Cuando son varios los intervinientes, se podrá trasladar a los accidentados de las siguientes maneras:

❖ Con una silla:

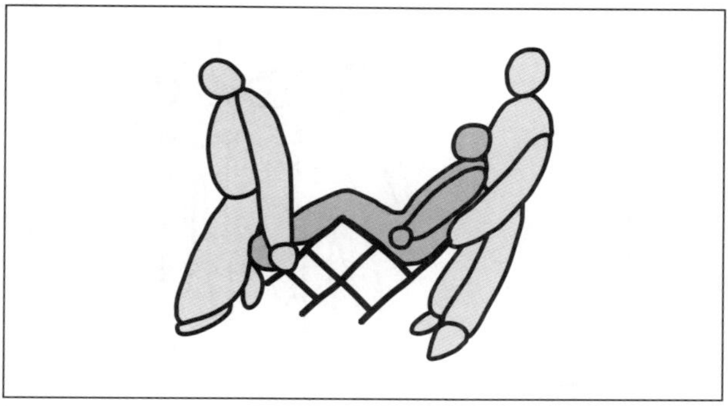

❖ A la sillita de la reina:

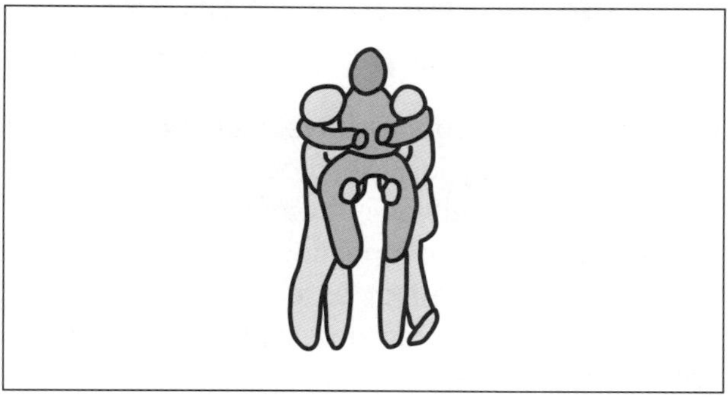

❖ **Cogido por las axilas y las piernas:** (No se trasladará así a un accidentado con algún tipo de fractura).

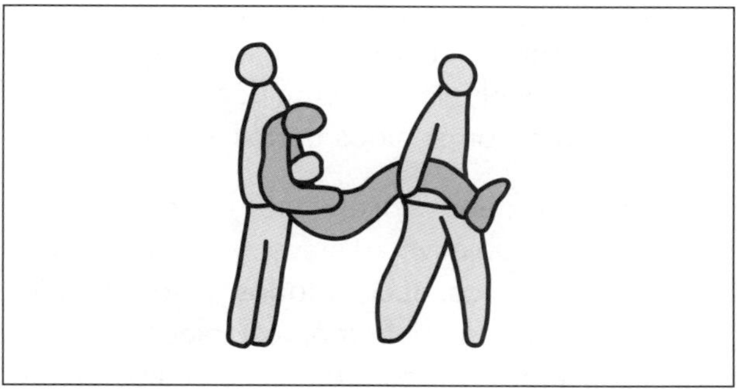

❖ En muletas con dos rescatadores:

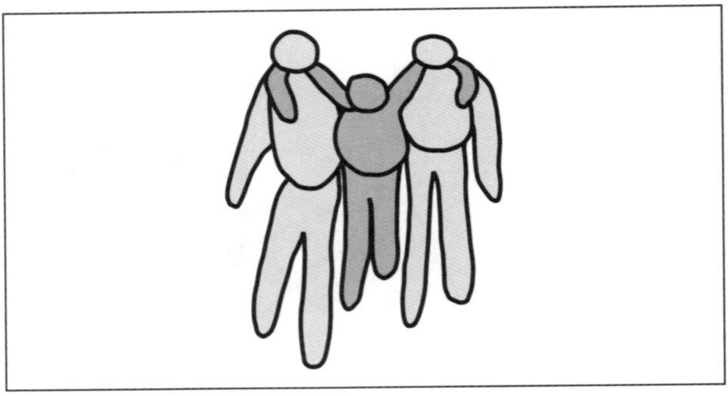

6.2. Traslado de lesionados por medios no asistenciales (vehículos particulares, etc.)

Cuando no se dispone de vehículos asistenciales adecuados (ambulancias), se procurará el traslado de los accidentados en el vehículo más apropiado. Por ejemplo, un accidentado que deba permanecer tumbado, será transportado mejor en el suelo de la caja de una furgoneta o un camión que sentado en un turismo. **Se colocará la cabeza del accidentado en el sentido de la marcha.**

Conviene observar las siguientes normas:

❖ La conducción será relativamente lenta, manteniendo una velocidad constante evitando los acelerones, las frenadas, los desplazamientos laterales y el uso indiscriminado del claxon. Éste se utilizará con sonidos cortos y continuos.

❖ No se debe hacer una conducción agresiva, nuestro objetivo es llevar en las mejores condiciones a los accidentados y sobre todo llegar, por tanto no debemos establecer competiciones de velocidad con otros vehículos ni perder el tiempo discutiendo con conductores que no entienden lo que estamos haciendo y nos dificultan la conducción. En estos casos es preferible dejar que se aburran y se marchen permitiendo que nos adelanten o incluso deteniendo nuestro vehículo si fuera necesario.

- Debemos avisar al centro médico al que nos dirigimos de nuestra llegada para que nos estén esperando y no se demore más la asistencia médica.

6.3. Posiciones básicas para el transporte de heridos

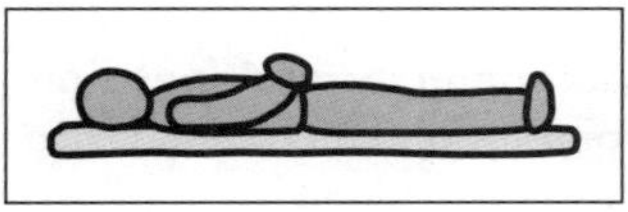

Decúbito supino: Pacientes en general y lesionados en espalda.

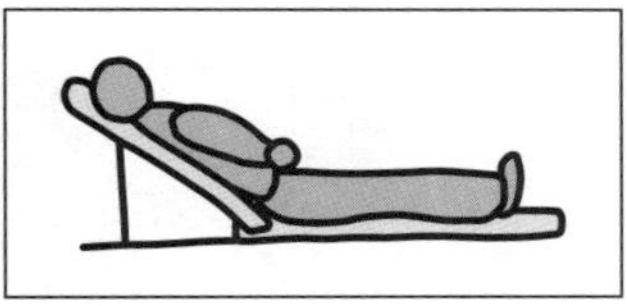

Semisentado: Pacientes con alteraciones respiratorias. Traumatismos craneales.

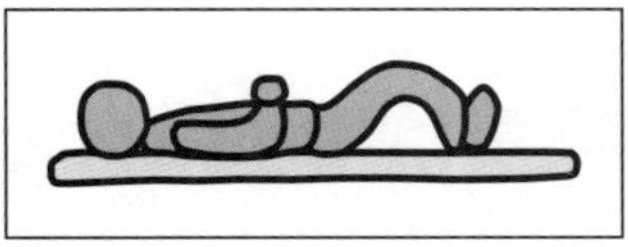

Decúbito supino con piernas flexionadas: Lesiones abdominales.

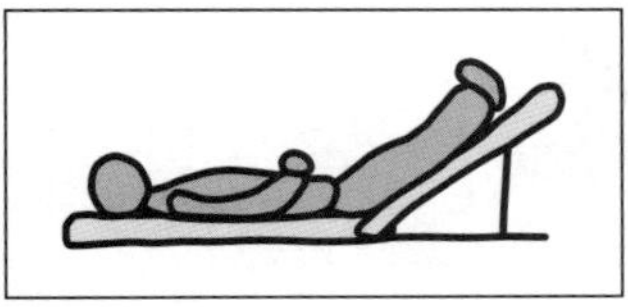

Posición anti-*shock*: Pacientes hipotensos.

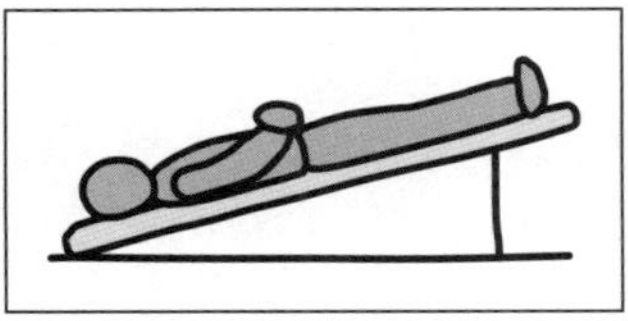

Posición de Trendelemburg: Pacientes hipotensos.

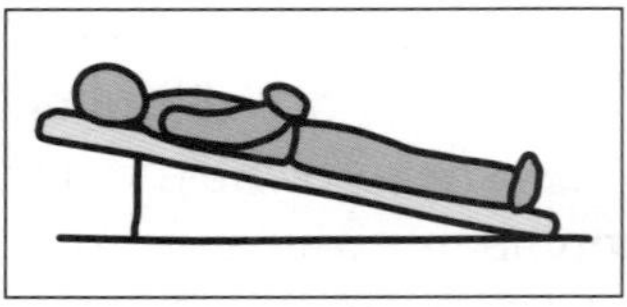

Posición anti-Trendelemburg: TCE.
Lesionados medulares.

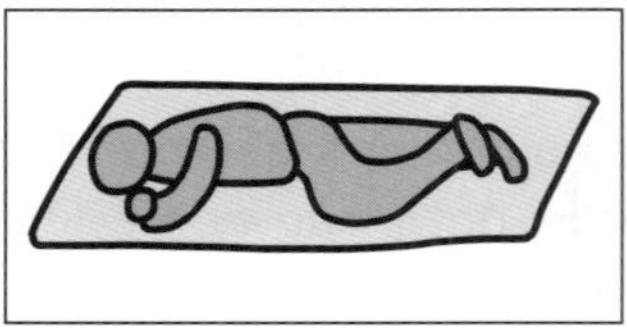

Decúbito lateral: Pacientes bajo nivel de consciencia.
Presencia de vómitos.
Decúbito lateral izquierdo en embarazadas.

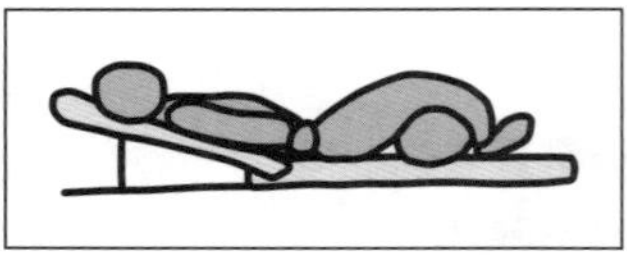

Posición antiálgica de Fower: Patologías abdominales.

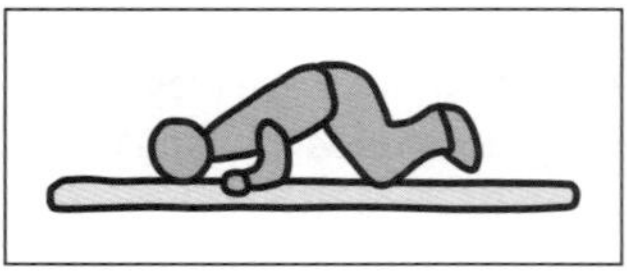

Posición genupectoral (posición mahometana). Embarazadas con prolapso de cordón.

Tema 7 Actuaciones básicas ante cuerpos extraños, atragantamientos y amputaciones traumáticas

7.1. Cuerpos extraños en garganta (atragantamientos)

Se denomina así a cualquier **elemento que penetra en el organismo a través de los orificios naturales o se queda enclavados en el mismo**. Salvo en los casos en que la vía aérea esté comprometida, la actuación del socorrista ha de ser conservadora.

7.1.1. Cuerpos extraños en garganta (atragantamientos)

Cuando una persona se atraganta debido a que se tapona la vía aérea con un objeto (comida o cualquier cosa que se meta en la boca), lo primero que hará esta persona será echarse las manos a la garganta.

Solicitaremos al accidentado que tosa fuertemente para expulsar el objeto. Si esto resulta insuficiente, realizaremos la **maniobra de Heimlich**. Esta maniobra consiste en realizar varias compresiones abdominales sobre el paciente, colocándonos por detrás del mismo y comprimiendo sobre la boca del estómago, hacia adentro y hacia arriba, con movimientos secos y vigorosos hasta la expulsión del objeto.

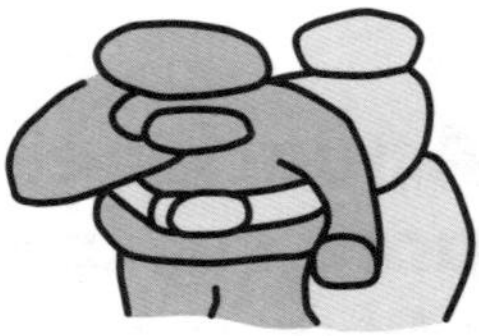

Maniobra de Heimlich

Si el atragantado pierde la consciencia se le deposita en decúbito supino (sobre su espalda) y se le trata como a una persona en Parada Cardiorrespiratoria, procediendo a realizar las maniobras de RCP según las recomendaciones de los temas 15 y 16.

La maniobra de Heimlich no es muy eficaz en embarazadas y en personas muy obesas, así como algo agresiva en niños pequeños (menores de 8 años). En este último caso si el niño no es muy pesado, se recomienda voltearlo boca abajo sobre un antebrazo mientras que con la otra mano se le aplican golpes secos ínter escapulares (entre los omoplatos) en sentido descendente hasta la expulsión del objeto o la pérdida de consciencia del niño, al que se le aplicarán las maniobras de RCP indicadas en le Tema 16.

7.1.2. Cuerpos extraños en la nariz

En estos casos, y salvo que el objeto enclavado sea blando y al sacarlo con unas pinzas no lo enclavemos más o produzca alguna lesión en la zona, **no se debe sacar**.

Se trasladará al accidentado a un centro sanitario para que realice la extracción el personal sanitario, no permitiendo durante el traslado que el accidentado se toque, se suene la nariz o trate de extraer el objeto. No se deben echar líquidos ni introducir nada más en la nariz.

Si el episodio cursara con hemorragia nasal, se taponará la nariz para cortar la hemorragia y se trasladará de esta forma al accidentado.

7.1.3. Cuerpos extraños en oídos

Se actúa de la misma forma que en el caso de los cuerpos extraños en nariz, salvo que nos encontremos ante un sangrado interno (no suele ser abundante) en cuyo caso no se tapona la salida de sangre o líquido para evitar la formación de coágulos en el interior del cráneo.

7.1.4. Cuerpos extraños en ojos

Por salpicaduras o por proyección de fragmentos es corriente que sucedan accidentes de este tipo, produciendo graves lesiones al accidentado.

El socorrista **no debe sacar ningún objeto enclavado en la córnea del ojo**. Se limitará a limpiar la zona con agua limpia a chorro en un lavaojos o bajo un grifo y se trasladará al accidentado a un centro médico con los dos ojos tapados. Se evitará que el accidentado se restriegue los ojos y que los exponga a la luz.

7.1.5. Cuerpos extraños enclavados en otras partes del cuerpo

Como norma general **no se deben sacar los objetos que queden enclavados** en el cuerpo, ya que se pueden provocar más lesiones al arrastrar el objeto y producir hemorragias internas.

Como norma, la actuación básica será:

- Solicitar ayuda urgente. Limpiar con suero corriente la zona y tapar con apósitos limpios, evitando la hemorragia y sin enclavar más el objeto.
- Si no es posible que acuda ayuda especializada y una vez limpiada la zona, sujetaremos el objeto en el lugar donde estuviera enclavado.
- Trasladar con mucho cuidado evaluando constantemente los signos vitales del accidentado.
- Si fuera posible, avisar al centro sanitario al que nos dirigimos para que estén preparados.

7.2. Actuación básica ante amputaciones traumáticas

Son frecuentes en el medio laboral las amputaciones o arrancamientos producidos por enganches y atrapamientos con las partes móviles de las máquinas. Cuando ha habido una gran destrucción de tejidos por arrancamiento, aplastamiento o estallido es muy difícil el reimplante pero, si el corte ha sido limpio, es posible su realización con bastantes probabilidades de éxito.

Para poder efectuar el reimplante de un miembro amputado, es necesario tener muy en cuenta las siguientes recomendaciones:

1. Informar al centro al que se va a enviar al accidentado acerca del tipo de corte (limpio, por aplastamiento o por arrancamiento) y de su situación.
2. Poner un vendaje compresivo en el miembro herido con el fin de evitar la hemorragia, mante-

niéndolo elevado por encima del nivel del corazón. Es muy importante no poner torniquetes si puede evitarse.

3. Envolver la parte amputada en una gasa o paño estéril. Si no se dispone de ello, se hará uso de un paño lo más limpio que sea posible. No se pondrán nunca en contacto gasas con algodón en las partes heridas.

4. Introducir la parte amputada en una bolsa de plástico. La parte amputada, envuelta como se ha dicho en el punto anterior, se depositará en una bolsa de plástico, bien cerrada, para que no entre agua. **No limpiar, ni desinfectar, el miembro herido ni la parte amputada.**

5. Sumergir la bolsa en agua y hielo. La temperatura ideal para la conservación de la parte amputada durante traslado es de unos 4 °C, que se consigue sumergiendo bolsa de plástico en agua con hielo. No debe poner hielo en contacto directo con la parte amputada ya que se helaría y no podría implantarse.

6. No realizar ningún tipo de exploración, limpiar o desinfectar el miembro herido ni la parte amputada. No dar bebidas alcohólicas, ni café al lesionado.

7. Si la amputación es incompleta, se colocará una férula que mantenga inmóvil el miembro. Es fundamental respetar las terminaciones del muñón, por eso no se debe manipular en la herida para no arrancar uniones que, aunque débiles, podrían ser muy importantes.

8. En traumatismos faciales con pérdida de piezas dentales se procederá a taponar la encía con

gasas limpias. Las piezas dentales se guardan envueltas en una gasa limpia y empapada en leche dentro de una bolsa de plástico. No es necesario utilizar hielo. Aunque pueda resultar algo incómodo para el accidentado, el mejor lugar para el transporte de la pieza dental es su propia boca.

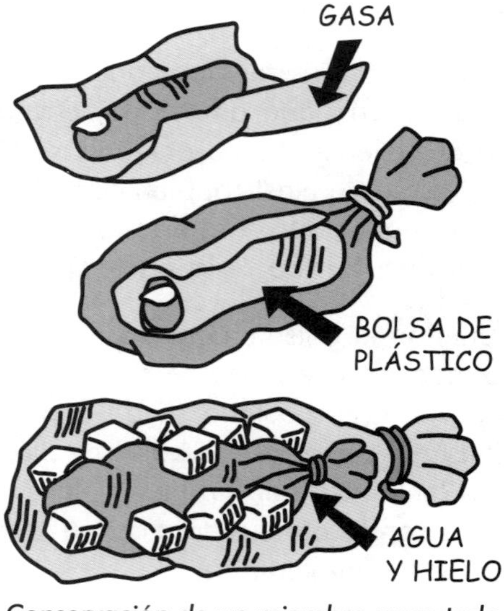

Conservación de un miembro amputado

Tema 8 Actuaciones básicas ante lesiones por exceso de calor. Quemaduras

8.1. Actuación básica ante lesiones por exceso de calor

Los seres humanos mantenemos una temperatura corporal interna constante de aproximadamente 37 °C, gracias a unos **mecanismos termorreguladores**. Cuando la temperatura ambiental baja, se produce una **vasoconstricción** en la circulación periférica que disminuye la cantidad de sangre circulante para evitar la pérdida de calor, y cuando sube sucede lo contrario, se produce una **vasodilatación** para aumentar la circulación sanguínea cercana a la piel y un aumento gradual de la **sudoración**, que produce un enfriamiento local con la evaporación del sudor.

Cuando se produce una exposición prolongada a una temperatura ambiente muy elevada, estos mecanismos pueden no ser suficientes para regular la temperatura corporal, de forma que se produce una excesiva pérdida de líquidos que conllevan diferentes grados de **deshidratación y a trastornos más graves como la insolación y el golpe de calor.**

8.2. La insolación

La insolación aparece tras una exposición muy prolongada al sol.

El paciente presentará gran sudoración, **piel húmeda, caliente y enrojecida**, alteraciones en la visión, náuseas, dolor de cabeza y sensación de agotamiento.

La actuación básica se orientará a:

- Trasladar a la persona afectada a un lugar seco y a la sombra.
- Refrigerar el cuerpo con compresas mojadas, sobre todo en las zonas articulares (cuello, axilas, ingles).
- Comenzar a rehidratar con bebidas isotónicas (o agua) a pequeños sorbos, siempre que el paciente esté consciente y no manifieste problemas con la ingesta de líquidos.
- Si el paciente está inconsciente o a pesar de las medidas tomadas no se recupera, solicitar ayuda y acudir a un centro médico.

8.3. El golpe de calor

El golpe de calor es un trastorno grave debido a que hay una desadaptación generalizada del organismo al aumento de temperatura que se produce en casos de insolación prolongada o fallos en el centro termorregulador del organismo. La temperatura interna puede llegar a superar los 40 °C y eso puede ser letal. **El golpe de calor es una emergencia médica.**

El paciente presenta alteraciones de la consciencia, signos de *shock* (respiración superficial, pulso rápido y débil), puede convulsionar y **la piel estará caliente, seca y enrojecida**.

La actuación básica se orientará a:

- Trasladar al paciente a una zona fresca y en sombra.
- Refrescar todo el cuerpo con compresas mojadas, sobre todo en las zonas articulares.
- Comenzar a rehidratar con bebidas isotónicas (o agua) a pequeños sorbos, siempre que el paciente esté consciente y no manifieste problemas a la ingesta de líquidos.
- En caso de convulsiones se protegerá para que no se golpee con nada que se encuentra a su alrededor.
- Se pedirá ayuda o se trasladará a un centro sanitario.

8.4. Las quemaduras

Una quemadura es la lesión producida por la energía calorífica en cualquiera de sus formas. Con temperaturas superiores a 45° se producen lesiones en la piel y en los órganos adyacentes.

La importancia de las quemaduras depende del lugar donde se produzca, de la profundidad y de la extensión. En zonas como la cara, genitales o articulaciones, las quemaduras serán más importantes, aunque no sean muy profundas o muy extensas, que por ejemplo en la zona de los muslos.

Las quemaduras, según su profundidad, se clasifican en:

1. Quemaduras de primer grado: presentan dolor local y enrojecimiento (eritema). Si no son muy extensas, se enfriará la zona y se limpiará sin frotar. Si son muy extensas, requerirán asistencia médica.

2. Quemaduras de segundo grado: presentan dolor local, enrojecimiento y ampollas (flictemas). Requieren el mismo cuidado que las anteriores. **Nunca se deben reventar las ampollas.** En el caso de que se revienten, se tratarán como una herida, cubriéndolas con apósitos limpios.

3. Quemaduras de tercer grado: afectan a capas más internas del organismo, provocando necrosis en los tejidos que presentan una diversa coloración: entre pardos, negros y nacarados. La destrucción de las terminaciones nerviosas puede hacer que no presenten dolor en las zonas más afectadas. NO se deben enfriar en exceso cuando son muy extensas ya que puede producirse hipotermia por falta de capacidad termorreguladora de la dermis.

4. Quemaduras de 4° grado: se suelen llamar así a las quemaduras que afectan a las estructuras más profundas, como los huesos u otros órganos internos. Convendrá evitar la contaminación de las zonas lesionadas del interior con el medio ambiente cubriendo estas con prendas limpias. Evidentemente, a mayor profundidad mayor es la gravedad de la lesión.

Según su extensión se aplica la regla de los 9 o de Wallace. Cada parte del cuerpo tiene un valor aproximado de superficie corporal múltiplo de la palma de la mano del accidentado (1%). En función de esa medida, a la cabeza le corresponde un 9% de la superficie corporal total, al tórax y al abdomen un 18%, a la espalda completa otro 18%, cada brazo un 9%, cada pierna un 18% y la zona genital un 1%.

Como los niños son más "cabezones", cambian un poco los porcentajes, de manera que la cabeza sube a un 18%, cada pierna baja a un 13,5% y el resto queda igual.

La valoración de **la gravedad de una quemadura se basará en la extensión de la superficie corporal quemada y el grado de profundidad de la misma.** Sin embargo, no se debe olvidar en ningún momento que factores como la edad, el agente causal y ciertas localizaciones, como la cara, los pliegues y los genitales, influyen también de forma considerable en el pronóstico.

La posibilidad de supervivencia en un quemado está directamente relacionada con la extensión y profundidad de la quemadura, mientras que el pronóstico de las secuelas lo está con la localización.

Se considera una quemadura de carácter LEVE cuando la superficie quemada es inferior al 10% y su profundidad no rebasa el 2° grado. Entre el 10 y el 30% se considera GRAVE, independientemente de si la profundidad es de 2° o 3er grado. Entre el 30 y 50% es MUY GRAVE, y prácticamente mortal cuando se supera el 50% en quemaduras de 2° o 3er grado.

Se consideran **graves**, independientemente de su extensión o profundidad, **las quemaduras que afectan a manos, pies, cara, ojos y genitales** así como todas las de 2° y 3er grado en niños, ancianos y accidentados con enfermedades previas significativas.

8.4.1. Lesiones por inhalación de gases calientes (humos)

Cuando se ha estado respirando en ambientes calientes y faltos de oxigeno, como por ejemplo en un incendio, se pueden ver afectadas las vías respiratorias y los pulmones. Los gases calientes pueden producir quemaduras en todo el sistema respiratorio y, además, el efecto de la falta de oxigeno producirá un aumento de dióxido de carbono en sangre, con lo que además de **un accidentado quemado podrá ser un accidentado intoxicado**. Se debe procurar aire fresco rápidamente y la asistencia médica urgente, debido a que el exceso de calor y la irritación pueden producir un edema de glotis, con el consiguiente peligro de asfixia del accidentado.

Son signos de alarma en este tipo de accidentados las marcas de hollín alrededor de la boca o nariz, los esputos sucios y los cambios repentinos de voz.

8.4.2. Quemaduras por productos químicos

Cuando un producto químico entra en contacto con el organismo puede producir diferentes efectos, tales como intoxicaciones, irritaciones, alergias y quemaduras, además de otras lesiones en las zonas de contacto. **Las quemaduras por productos químicos las denominamos causticaciones.**

Clasificando las sustancias químicas por su pH, las dividiremos en sustancia ácidas (pH menor de 7) y sustancias alcalinas (pH mayor de 7):

- Las **quemaduras por ácidos** (por ejemplo, el ácido de las baterías) producen lesiones de color amarronado oscuro, de aspecto seco y tacto endurecido o costroso.

- Las **quemaduras por álcalis** (por ejemplo, la lejía) provocan lesiones blanquecinas de aspecto húmedo y resbaladizo al tacto. Éstas además se pueden quedar impregnadas en las zonas de contacto, con lo que el efecto es más duradero si no se limpian rápidamente.

8.5. Actuación básica ante quemados

Los principales peligros para un quemado son la **hipotermia y la infección bacteriana**. Por estos motivos se tratará a estos accidentados con la máxima asepsia posible, tapándoles para que no pierdan calor con ropas limpias y trasladándolos lo más rápidamente posible a un centro médico. Por tanto se procederá a:

- Alejarnos de la zona caliente.
- Valorar los signos vitales y pedir ayuda (ABC).
- Enfriar con agua las quemaduras sólo si son poco extensas y no profundas.
- Retirar o cortar los objetos metálicos de las zonas afectadas.
- Tapar con apósitos limpios, vendaje no compresivo y asistencia médica.
- Nunca poner cremas ni remedios caseros en las quemaduras.
- No retirar las prendas pegadas, salvo en quemaduras por cáusticos o líquidos que provoquen que la ropa se quede pegada al cuerpo. Sólo limpiar con abundante agua.
- En causticaciones con polvo de cal, NO VERTER AGUA hasta que se elimine todo el polvo. Luego

hacerlo de forma muy abundante para evitar la reacción cáustica de la cal con el agua.

- En las quemaduras en los ojos, lavar con agua abundante durante al menos 15 minutos reales.

Tema 9 Actuaciones básicas ante lesiones producidas por frío. Congelaciones

9.1. La hipotermia

El frío o, mejor dicho, la ausencia de calor (por baja temperatura externa o por impotencia de la termorregulación corporal) puede producir otro efecto adverso en el organismo, **la hipotermia**.

Cuando esta temperatura interna baja de 34°, se pierde la consciencia, ralentizándose las funciones respiratoria y cardiaca. Por debajo de 28 °C el organismo no lo soporta y se produce la muerte por parada cardiorrespiratoria.

9.2. Actuación básica ante la hipotermia

Las medidas básicas que hay que adoptar ante una persona que presenta síntomas de mantener una temperatura corporal baja, serán:

- Alejarnos de las zonas frías, buscando un lugar caldeado y sin corrientes de aire.

- Quitar las ropas mojadas del accidentado y arroparle con ropa seca.
- Proceder a un calentamiento gradual, poco a poco. No debemos pasar de una zona fría a otra excesivamente caliente de golpe ya que es perjudicial para el accidentado.
- Si la persona está plenamente consciente, se le puede ofrecer algún tipo de bebida caliente para que la tome muy despacio y a sorbos cortos.
- Si se encuentra inconsciente, se le colocará en posición lateral de seguridad y se mantendrá el abrigo hasta la llegada del personal sanitario. Si fuera preciso el traslado, éste se realizará en condiciones cálidas.
- En caso de parada cardiorrespiratoria, se comenzará con las maniobras de reanimación cardiopulmonar una vez que se halla avisado a los servicios de emergencias.

9.3. Actuación básica ante las congelaciones

Las congelaciones son las **lesiones producidas por la acción del frío.** Se debe a la formación de cristales de hielo en los tejidos que restringen el riego sanguíneo local.

1. **Congelaciones de primer grado**: Presentan palidez extrema, sin dolor inicial, aunque deriva, con la vaso dilatación posterior, a enrojecimiento cutáneo y pinchazos.

   Bastará con limpiar con agua tibia y cubrir con un vendaje grueso de algodón para mantener el calor.

2. **Congelaciones de segundo grado**: Presentan palidez, dolor, inflamación y formación de ampollas.

   Se procederá como con las de primer grado, manteniendo la zona en reposo y a ser posible elevada. Necesitan valoración médica.

3. **Congelaciones de tercer grado**: Se produce necrosis por frío, con rigidez extrema y posibilidad de rotura de miembros distales.

   Es dudoso el calentamiento, aunque en cualquier caso ha de ser progresivo y nunca pasar de 40° centígrados. No utilizar nunca fuentes de radiación externa como estufas, calefactores, etc. Actuar como en las anteriores, limpiando la zona y cubriendo con vendajes estériles, y no demorar la asistencia médica.

9.4. Factores que agravan las lesiones por frío

Evitar estos factores consigue que las lesiones producidas por el frío no se agraven.

- La presencia de ambiente húmedo.
- El viento.
- Los cambios bruscos de temperatura.
- Alteraciones neurológicas y trastornos del estado de ánimo.
- Hambre o malnutrición.
- La isquemia o falta de riego sanguíneo.

- El consumo de tabaco, alcohol o cualquier otro tipo de droga.
- La falta de ejercicio muscular y el cansancio.
- Estar en contacto con superficies que roben el calor, como las metálicas.
- La edad. Los niños y los ancianos tienen menos medios de defensa contra el frío.
- Factores individuales: enfermedades previas, estado anímico y factores predisponentes.

Tema 10 Actuaciones básicas ante accidentes eléctricos

10.1. La electricidad

La electricidad supone un peligro constante en todos los ámbitos, en la escuela, en el trabajo o en el hogar, debido a que no podemos detectar su presencia fácilmente, no se ve, no se oye, no se huele. **Se producirá un accidente eléctrico cuando la corriente toque cualquier parte de su cuerpo**, ya sea por un contacto directo con partes eléctricamente activas o por un contacto indirecto (por salto de arco voltaico), pudiéndose distinguir al menos dos puntos de contacto, uno de entrada y otro de salida.

Los efectos van a depender de la zona del cuerpo atravesada y, sobre todo, de la intensidad. Tales como:

- Quemaduras: se ocasionan por la "fricción" de la electricidad al pasar por los tejidos corporales (efecto térmico). Presentará lesión de entrada y de salida y quemaduras internas a lo largo del recorrido. Las quemaduras internas son tremendamente peligrosas, ya que producen escaras (costras) que pueden ser arrastradas por el torrente sanguíneo y provocar trombolismos que causen infartos cerebrales y cardiacos.

- Tetanizaciones: son los movimientos o contracturas incontroladas de algunos músculos al paso de la corriente, llegando incluso a la pérdida total del control de dichos músculos (efecto químico).

- Asfixias: se producen cuando la corriente eléctrica afecta al centro nervioso de la respiración, provocando la parada respiratoria.

- Fibrilación ventricular: es el movimiento anárquico del corazón que impide el envío eficaz de sangre por todo el organismo. La fibrilación ventricular es la causante del 90% de las paradas cardiacas y su único tratamiento es la desfibrilación.

- Electrocución: es el fallecimiento de una persona producido por un accidente eléctrico.

- Efectos colaterales: en ocasiones no es la corriente eléctrica la que produce las principales lesiones, sino las consecuencias de un "calambrazo". Al recibir una descarga, se reacciona apartándonos del lugar, produciendo caídas que pueden dar como resultado contusiones y fracturas graves.

10.2. Actuación básica ante un accidente eléctrico

Nunca se debe tocar a un electrocutado sin que se tenga la certeza de que no hay corriente eléctrica, por tanto, lo primero que tendremos que hacer ante un accidente eléctrico será cortar el suministro de energía.

Si no fuera posible el corte o no se estuviera seguro de él, se intentará apartar al accidentado del foco con un elemento contundente y aislante.

1. Pedir ayuda.

2. Asegurar la zona.

3. Realizar una valoración de los signos vitales y comenzar rápidamente la reanimación cardiopulmonar (RCP) si es necesario.

4. Si el accidentado queda inconsciente, colocarlo en posición lateral de seguridad (PLS) si no presenta lesiones traumáticas. En ese caso, se ha de procurar tener la vía aérea permeable, esto es, mantener una apertura de la boca elevando el mentón y comprobando que respira. Si se dispone de algún elemento específico para esto como una cánula, colocarla si se sabe hacer para así liberar las manos y poder seguir con la asistencia.

5. Tratar las quemaduras u otras lesiones que se aprecien tras el accidente.

6. No demorar la asistencia sanitaria, trasladando al accidentado o esperando la ayuda especializada.

Nunca se debe dejar solo a un accidentado por electricidad, debe estar en observación por lo menos durante 24 horas, ya que los efectos negativos del accidente pueden tardar en aparecer hasta 48 horas.

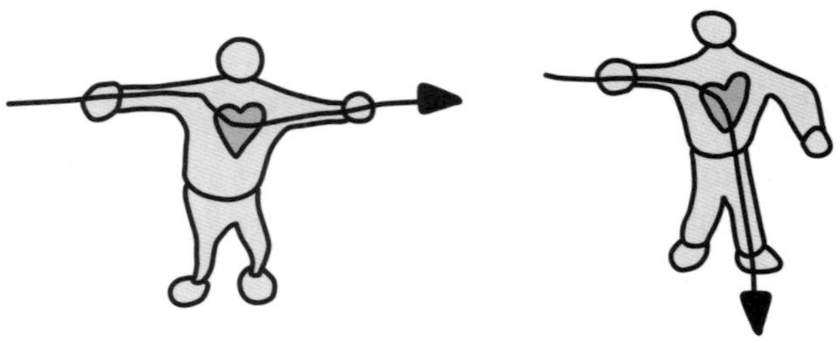

Peligro del paso de la corriente en un accidente eléctrico

10.3. Accidente eléctrico peculiar: la fulguración por el rayo

Es la lesión que se produce por un accidente poco frecuente en nuestro entorno, pero de extrema gravedad dado que el 30% de los alcanzados por un rayo mueren a consecuencia de las graves lesiones o por el paro cardiaco que les produce el paso de la corriente eléctrica.

El rayo no deja de ser la manifestación de un arco voltaico que se produce por la diferencia de potencial entre la superficie de la tierra y la capa de nubes en un determinado tipo de formación tormentosa. La elevada intensidad (hasta 20.000 amperios) daña todo tipo de tejidos y estructuras del cuerpo, pudiendo dejar, en caso de no matarla, graves lesiones en el sistema nervioso por la coagulación de sus proteínas que produce el calor del paso de la corriente a la persona alcanzada.

La persona alcanzada por un rayo podemos considerarla como doblemente accidentada ya que puede sufrir los efectos lesivos de la corriente eléctrica y los del calor. Para poder atender a estos accidentados adecuadamente no debemos olvidar la autoprotección, por posibles repeticiones de caída de rayo o por sus efectos, tales como incendios o derrumbe de elementos del entorno (por ejemplo árboles).

Por tanto, la atención a un accidentado por fulguración por un rayo será:

1. Autoprotección y aseguramiento del lugar de intervención.

2. Valoración de los signos vitales (ABC).

3. En caso de Parada Cardiorrespiratoria proceder con la Reanimación Cardiopulmonar según los procedimientos indicados en los temas 15 y 16.

4. Si el herido queda inconsciente colocar en posición de seguridad y atender las lesiones que podamos observar, reevaluando continuamente sus signos vitales (ABC). Mantener sobre su espalda en caso de sospecha de lesiones en espalda y mantener abierta la vía aérea (apertura manual o con una cánula).

5. Si está consciente atender a los posibles signos y síntomas (quemaduras, contusiones, etc.).

6. En todo caso se deberá llevar al accidentado a un centro sanitario para que sea evaluado por personal facultativo.

Tema 11 Actuaciones básicas ante intoxicaciones comunes

11.1. El tóxico y la intoxicación

Una **intoxicación es la reacción exagerada del organismo**, y potencialmente peligrosa para el ser humano, que éste emite cuando se pone en contacto con una determinada sustancia.

La **sustancia que desata la reacción exagerada se denomina tóxico**. El tóxico, además del efecto nocivo sobre el organismo, provoca en éste la estimulación de unos mecanismos de defensa cuyo objetivo es eliminarlo (vómitos, diarreas, tos, etc.). La gravedad de una intoxicación depende del tipo de tóxico y de la dosis consumida.

Cuando el tóxico pasa al organismo por la vía digestiva, se producen en el accidentado tres fases sintomáticas, según sea la localización orgánica de la sustancia ingerida:

1. **Primera fase:** cuando el tóxico se encuentra en el sistema digestivo, produciendo dolor o molestias abdominales, vómitos o náuseas y diarreas, acciones éstas del organismo para la eliminación del agente agresor.

2. **Segunda fase:** cuando el tóxico ha sido absorbido en el tracto digestivo y ha pasado a la sangre, produciendo aumento de la temperatura corporal, malestar general, erupciones cutáneas y sudoración.

3. **Tercera fase:** la afectación llega al nivel neurológico, produciendo alteraciones en la visión, en la consciencia o convulsiones.

Si la entrada del tóxico hubiera sido otra, posiblemente no se darían los primeros síntomas.

11.2. Actuación básica ante intoxicaciones por productos no cáusticos

Tales como **jabones, lavavajillas, suavizantes**, etc. El accidentado podrá presentar este tipo de síntomas:

- Hedor por el tóxico ingerido.
- Trastornos gastrointestinales (nauseas, diarreas, vómitos y dolor abdominal).
- Si la ingesta ha sido elevada o el tóxico ha pasado al torrente sanguíneo, puede presentar alteraciones en la consciencia (agitación, sopor, inconsciencia), dificultad respiratoria, convulsiones e incluso PCR.

La actuación básica se orientará a:

- Autoprotección para evitar el contacto con la sustancia tóxica y la autointoxicación.
- Solicitar ayuda. Llamar al Centro Nacional de Toxicología al teléfono 915 620 420 de Madrid

o al 933 174 400 de Barcelona y facilitar los datos del producto.

- Valoración de los signos vitales del accidentado (ABC).
- Colocar al accidentado en posición lateral de seguridad (PLS) si está inconsciente.
- Si el accidentado vomita, tomar las medidas oportunas para evitar que el contenido del vómito para a los pulmones (bronco aspiración).
- En caso de Parada cardiorrespiratoria (PCR) se procede con la Reanimación Cardiopulmonar según los procedimientos indicados en los temas 15 y 16. En este caso particular y si el reanimador está entrenado para realizar insuflaciones, siempre deberá utilizar un sistema de barrera (mascarilla protectora) para evitar el contacto con el tóxico.
- Trasladar a centro médico o esperar la ayuda especializada.

11.3. Actuación básica ante intoxicaciones por productos cáusticos

Son productos típicos como **la lejía, el amoniaco, abrillantadores o mezclas de éstos**. Producen intoxicaciones muy graves, ya que, además del efecto sistémico, producen quemaduras en las mucosas durante su recorrido al estómago.

El accidentado podrá presentar los siguientes síntomas:

- Dolor en el esternón y sensación de quemazón.

- Salivación abundante y dificultad para tragar.
- Fetor del tóxico.
- *Shock* o síntomas.
- Puede sobrevenir parada cardiorrespiratoria (PCR).

La actuación básica se orientará a:

- Autoprotección para evitar el contacto con la sustancia tóxica y la autointoxicación.
- Solicitar ayuda. Llamar al Centro Nacional de Toxicología al teléfono 915 620 420 de Madrid o al 933 174 400 de Barcelona y facilitar los datos del producto.
- Valoración de los signos vitales del accidentado (ABC).
- Colocar al accidentado en posición lateral de seguridad (PLS) si está inconsciente.
- En caso de Parada cardiorrespiratoria (PCR) se procede con la Reanimación Cardiopulmonar según los procedimientos indicados en los temas 15 y 16. En este caso particular y si el reanimador está entrenado para realizar insuflaciones, siempre deberá utilizar un sistema de barrera (mascarilla protectora) para evitar el contacto con el tóxico.
- Nunca provocar vómitos para evitar una segunda quemadura en el esófago y boca. Además, el contenido podría pasar a los pulmones y también producir quemaduras.
- Trasladar a centro médico o esperar ayuda especializada.

11.4. Actuación básica ante intoxicaciones por disolventes y derivados del petróleo

Son productos muy utilizados en la industria y provocan gran número de accidentes, evitables en la mayoría de los casos si se manejan convenientemente, en lugares bien aireados y con procedimientos de actuación seguros (no almacenando mal, trasvasando en lugares adecuados, etiquetando bien, etc.).

El intoxicado podrá presentar alteraciones en la consciencia (mareos, somnolencia, obnubilación, estupor, coma) y hedor al tóxico.

La actuación básica se orientará a:

- Autoprotección para evitar el contacto con la sustancia tóxica y la autointoxicación.
- Solicitar ayuda. Llamar al Centro Nacional de Toxicología al teléfono 915 620 420 de Madrid o al 933 174 400 de Barcelona y facilitar los datos del producto.
- Valoración de los signos vitales del accidentado (ABC).
- Colocar al accidentado en posición lateral de seguridad (PLS) si está inconsciente.
- En caso de Parada Cardiorrespiratoria (PCR) se procede con la Reanimación Cardiopulmonar según los procedimientos indicados en los temas 15 y 16. En este caso particular y si el reanimador está entrenado para realizar insuflaciones, siempre deberá utilizar un sistema de barrera (mascarilla protectora) para evitar el contacto con el tóxico.

- Nunca provocar vómitos para evitar una segunda quemadura en el esófago y boca. Además el contenido podría pasar a los pulmones y también producir quemaduras.

- Trasladar a centro médico o esperar ayuda especializada.

11.5. Actuación básica ante las intoxicaciones por gases

La intoxicación por gases tiene como vía de entrada la vía respiratoria. Esto contribuye a que **los efectos sean muy rápidos, llegan pronto a la sangre** (en los pulmones) y al cerebro (por la nariz).

Generalmente nos encontraremos al accidentado en el lugar del accidente, con presencia de restos del tóxico (gas, humo, etc.) y con signos de alteración de la consciencia, mareos, malestar general, agitación, tendencia al sueño, obnubilación, estupor, coma y PCR.

En caso de intoxicación con gases calientes en un incendio, el accidentado puede presentar también signos de quemadura en las mucosas de la boca y vías aéreas. Otro síntoma de lesión respiratoria por gas caliente es **el cambio en el tono de la voz, síntoma éste de emergencia médica.**

La actuación básica se orientará a:

- Autoprotección para evitar el contacto con la sustancia tóxica y la autointoxicación.

- Pedir ayuda y hacer segura la actuación.

- Llevar al accidentado y a los intervinientes a un lugar seguro y bien aireado si es posible.

- Realizar una primera valoración de los signos vitales, colocando al accidentado en posición lateral de seguridad (PLS) en caso de pérdida de conciencia.

- En caso de Parada Cardiorrespiratoria (PCR) se procede con la Reanimación Cardiopulmonar según los procedimientos indicados en los temas 15 y 16. En este caso particular y si el reanimador está entrenado para realizar insuflaciones, siempre deberá utilizar un sistema de barrera (mascarilla protectora) para evitar el contacto con el tóxico.

- Trasladar a centro médico o esperar ayuda especializada.

11.6. Actuación básica ante intoxicaciones medicamentosas

Las intoxicaciones medicamentosas pueden obedecer a reacciones adversas por medicamentos ingeridos o acciones autolíticas. En ambos casos la asistencia médica no puede retrasarse ya que la evolución del estado del paciente dependerá del tiempo que haya pasado desde la ingesta del tóxico hasta que se tomen medidas clínicas para neutralizarlo.

La actuación básica se orientará a:

- Obtener la mayor información posible sobre el tipo de sustancia, la cantidad consumida y el tiempo aproximado desde su ingesta.

- Pedir ayuda, indicando la sustancia al Centro Nacional de Toxicología al teléfono 915 620 420 de Madrid o al 933 174 400 de Barcelona y facilitar los datos del producto.

- Realizar una valoración de los signos vitales.
- Colocar en posición lateral de seguridad en caso de inconsciencia.
- En caso de Parada Cardiorrespiratoria (PCR) se procede con la Reanimación Cardiopulmonar según los procedimientos indicados en los temas 15 y 16. En este caso particular y si el reanimador está entrenado para realizar insuflaciones, siempre deberá utilizar un sistema de barrera (mascarilla protectora) para evitar el contacto con el tóxico.
- Trasladar a un centro sanitario o esperar ayuda especializada.

Tema 12 | Actuaciones básicas ante ahogamientos

12.1. Actuación básica ante ahogamientos

Los accidentes acuáticos pueden tener resultados fatales. Se producen desde traumatismos craneoencefálicos por saltar "de cabeza" en aguas poco profundas, hasta ahogamientos por exceso de confianza y meterse en sitios peligrosos o desconocidos.

Además la situación se puede complicar en el caso de permanecer sumergidos en **agua fría**, donde la cantidad de calor perdida es mayor a la producida, llevándonos rápidamente a la **hipotermia** (descenso de la temperatura corporal interna por debajo de 35°), la pérdida de consciencia y la muerte. ¡Y el agua está fría por debajo de 20 grados!

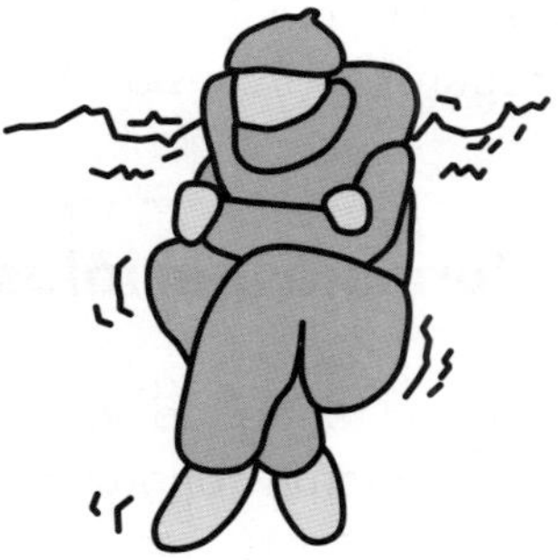

En caso de encontrarnos ante un ahogado, la actuación básica será:

- Pedir ayuda.
- **No realizar el salvamento en un medio acuático o cualquier otro si no se conoce la técnica y no se tiene el equipo necesario para hacerlo con seguridad.**
- El rescate se realizará por personal entrenado y alineando en lo posible la columna vertebral.
- Una vez sacada la víctima, realizar una valoración de los signos vitales.
- En caso de inconsciencia, colocar a la víctima en posición lateral de seguridad.
- En caso de Parada cardiorrespiratoria (PCR) se procede con la Reanimación Cardiopulmonar según los procedimientos indicados en los temas 15 y 16. Si en este caso particular, si estamos entrenados para realizar ventilaciones y encontramos algas u otros materiales obstruyendo la vías aérea, intentaremos sacarlos con el dedo corazón en forma "de gatillo" antes de realizar las insuflaciones en boca y siempre después de las compresiones torácicas.
- Trasladar a centro médico o esperar ayuda especializada según las circunstancias.

12.2. Situaciones especiales

Podría suceder que el ahogado lo fuera en líquidos tóxicos o que desprendieran vapores asfixiantes. En estos casos, el rescate deberá ser realizado exclusivamente por personal entrenado y con los equipos de protección adecuados.

Si entramos en un ambiente tóxico sin la debida protección, podríamos ser una víctima más. Se debe solicitar ayuda especializada siempre.

Si el ahogamiento se está produciendo por una obstrucción en vía aérea y la persona se encuentra consciente, proceder como se indicó en el Tema 7, animar a toser, realizar la maniobra de Heimlich si la tos no expulsa el objeto y comenzar con la secuencia de RCP (recordar Temas 15 y 16) en caso de quedar la persona inconsciente, vigilando durante las maniobras que el objeto se expulse.

Tema 13 Actuaciones básicas ante mordedura de animales comunes (perros, gatos, etc.)

13.1. Actuación básica ante la mordedura de animales

Ante la mordedura de animales comunes no debemos olvidar que la prioridad es la persona mordida, aunque es muy importante poder identificar al animal para comprobar su estado sanitario.

Si tenemos que atender a una persona que ha sido mordida por un animal, la actuación básica se orientará a:

- Lavar bien la herida con agua y jabón.
- Desinfectar la herida.
- Trasladar al accidentado a un centro sanitario para su valoración y vacunación si fuera preciso.
- Si se ha podido identificar o retener al animal, trasladarlo también.

13.2. Actuación básica ante mordedura de humanos

Las mordeduras de humanos se infectan fácilmente, por lo que no se deben menospreciar.

Independientemente del motivo de la mordedura (una agresión entre adultos o entre niños), ha de tratarse como en el caso anterior, si bien en este caso se deberá intentar poder valorar al agresor en un centro sanitario por si fuera transmisor de alguna enfermedad infecciosa altamente virulenta.

13.3. Actuación básica ante picaduras de insectos

Algunas picaduras de insectos pueden tardar varias horas en mostrar síntomas. En general, dejarán en la piel la marca del "picotazo", mostrando zonas enrojecidas a su alrededor, y generalmente estarán acompañadas de picor, escozor o dolor.

La actuación básica se orientará a:

- Lavar con agua la zona donde se haya producido el pinchazo.
- Aplicar agua fría o hielo envuelto en gasas o paños limpios para rebajar la inflamación de la zona.
- Acudir a un centro sanitario en el caso de que las picaduras se hubiesen producido en la cara o cuello, también si la persona presenta problemas respiratorios o efectos sistémicos, como un enrojecimiento generalizado.
- En caso de aguijones clavados, se deberán arrastrar para sacarlos con cuidado de no romper las bolsas con tóxico a ellos adheridos.

13.4. Actuación básica ante mordeduras de víboras o culebras

Las lesiones producidas por ofidios pueden provocar reacciones tanto a nivel local (dolor, enrojecimiento de la zona, etc.) como a nivel del sistema nervioso (alteraciones de la consciencia, mareos, etc.). Como el transporte del veneno se realiza a través del sistema circulatorio, no debe el accidentado realizar ninguna actividad física que provoque el aumento de la circulación sanguínea.

La actuación básica se orientará a:

- Valorar los signos vitales del paciente, colocándolo en posición lateral de seguridad en caso de inconsciencia o comenzando las maniobras de reanimación cardiopulmonar en caso de parada cardiorrespiratoria según las recomendaciones de los temas 15 y 16.

- Si la persona está consciente, actuar sobre la zona lesionada.

- En caso de sangrado, dejar sangrar para intentar que salga el veneno en el caso de picaduras por serpientes venenosas. **No se debe realizar ningún corte sobre la herida ni chupar el veneno.**

- Limpiar con agua y jabón y aplicar hielo envuelto en gasas o paños limpios. También es aconsejable mantener un vendaje ligeramente compresivo a lo largo de toda la extremidad (brazo o pierna) para contener en parte el retorno venoso y evitar que el veneno se transporte al resto del organismo.

- Trasladar al lesionado a un centro médico para su valoración y tratamiento.

13.5. Actuación básica ante picaduras de medusas

En estos casos se deben procurar dos cosas:

1. Evitar que la medusa siga descargando su veneno al quedarse aprehendida en la piel.

2. Aliviar el dolor.

Según las últimas recomendaciones conjuntas de la AHA y la ARC, la aplicación de vinagre (ácido acético) posibilita el desprendimiento de la medusa y neutraliza la inoculación del veneno, mientras que la inmersión durante 20 minutos de la zona afectada en agua caliente es lo más eficaz para el dolor.

Una vez conseguido esto, la persona afectada no debe realizar actividad física y ha de ser traslada a un centro sanitario para su valoración y tratamiento.

Tema 14 | Actuaciones básicas ante el parto de urgencia

14.1. El parto de urgencia

Es aquel que se produce en condiciones no previstas, precipitando el nacimiento en cualquier lugar distinto del centro sanitario. La calidad de la actuación realizada dependerá del entorno en el que nos encontremos y de las complicaciones que pudieran surgir. Además debemos pensar que realmente tendremos que procurar cuidados a dos personas a la vez.

El parto tiene tres periodos diferenciados:

1. **Fase de dilatación.**
2. **Fase de expulsión.**
3. **Fase de alumbramiento.**

14.2. Actuación básica en la fase de dilatación

Esta fase se caracteriza por la expulsión del tapón mucoso y el comienzo de la dilatación del canal del parto. Generalmente se produce la rotura de la bolsa amniótica y comienzan las contracciones uterinas. **Durante**

esta fase se puede trasladar a la parturienta, preferiblemente en decúbito lateral izquierdo para favorecer la llegada de sangre al útero.

14.3. Actuación básica en la fase de expulsión

Esta fase se caracteriza por la dilatación máxima del canal del parto, la coronación del neonato y su expulsión. La parturienta siente la necesidad de empujar para ayudar a la expulsión. **En esta fase no se puede mover ya a la mujer y hay que colaborar en el nacimiento.**

- Procurar un entorno lo más limpio y cómodo para la mujer en donde pueda colocarse semisentada o tumbada.
- Al aparecer la cabeza, ésta se sujeta con una mano mientras la otra presiona contra el periné para evitar desgarros.
- Una vez fuera la cabeza, se sujeta con ambas manos y se baja suavemente para liberar el hombro superior. Liberado éste se sube para liberar el inferior, saliendo el resto del cuerpo. Cogerlo por la cabeza y nalgas para que no se escurra y se caiga.
- Colocar al neonato sobre el abdomen de la madre, comenzar a secarlo y limpiarle las fosas nasales y la boca.
- Valorar los signos vitales del bebé. Si la frecuencia cardiaca está por debajo de 60 latidos por minutos se deben comenzar las maniobras de reanimación cardiopulmonar según lo indicado en el tema 15. Será conveniente el

corte o al menos el pinzamiento del cordón umbilical.

- El cordón se pinza o se ata fuertemente por dos sitios, el primero a unos ocho centímetros del bebé y a unos cuatro centímetros del anterior. Se corta por medio de los dos pinzamientos con una tijera bien afilada y se comprueba que no sangre ninguno de los dos extremos.
- Si el bebé llora o mantiene las constantes vitales normales (más de 100 latidos por minutos y más de 20 respiraciones por minutos), se le abriga y se le deja sobre la madre.
- No olvidar los cuidados a la madre para evitar hemorragias indeseables.

14.4. Actuación básica durante la fase de alumbramiento

Esta fase se caracteriza por la expulsión de la placenta materna. Puede tardar hasta media hora en salir, pudiendo ayudar a su expulsión masajear el abdomen de la madre. Una vez expulsada se ha de guardar para su examen médico.

Nunca se debe tirar del cordón para sacar la placenta ya que se corre el riesgo de provocar una hemorragia masiva en la mujer.

Si no se espera que llegue asistencia médica, se debe iniciar el traslado de madre e hijo al centro sanitario bien abrigados.

Se podrán realizar estas acciones salvo en situaciones tremendamente complicadas como partos múltiples, abortos o presentaciones anómalas en las que el parto por vía vaginal es inviable.

Tema 15 Actuaciones básicas ante la Parada Cardiorrespiratoria. Recomendaciones en Reanimación Cardiopulmonar básica (RCP-b)

15.1. La parada Cardio Respiratoria, la Reanimación Cardiopulmonar y la Cadena de la Vida

Entendemos que una persona se encuentra en Parada Cardiorrespiratoria (PCR) cuando se produce la interrupción brusca, inesperada y potencialmente reversible de su respiración y circulación espontáneas. El mantenimiento de esta situación conlleva la muerte de dicha persona.

Las maniobras o técnicas de Reanimación Cardiopulmonar básicas (RCP-b) son un conjunto de maniobras encaminadas a provocar la oxigenación de los órganos vitales del organismo hasta el reestablecimiento espontáneo de la respiración y circulación, la continuación por personal especializado (personal sanitario) o la constatación de la muerte de la persona.

Realizaremos estas maniobras siempre que constatemos la ausencia de la consciencia y de la respiración (o respiración ineficaz —boqueo—), no realizándose en situaciones manifiestas de lesiones incompatibles con la vida, como por ejemplo una decapitación por un arrollamiento de un tren.

Una vez iniciada la técnica no se puede parar, por eso, y con el fin de no perder tiempo, antes de comenzar tendremos que haber solicitado ayuda y obtenido o pedido aquello que nos pudiera hacer falta para continuar, como por ejemplo un desfibrilador semiautomática, instrumento de electromedicina que de haberlo próximo no deberá entorpecer o retrasar la aplicación de las compresiones torácicas. En el siguiente tema se explica su uso.

Las maniobras de RCP se detendrán si:

- Confirmamos la restauración de la respiración y circulación espontáneas de la persona.
- Somos relevados por personal especializado.
- Lo ordena un médico presente que se hace responsable de la situación.
- Se constata un peligro inminente para los socorristas (derrumbes, paso de trenes, etc.).

Las recomendaciones sobre RCP descritas a lo largo de este texto están basadas en la Guía RCP 2010 de la AHA (American Heart Association), recomendaciones adoptadas por los principales sistemas de emergencias de nuestro entorno.

Estas recomendaciones no se limitan exclusivamente a la realización de la RCP-b para personal lego (no entrenado) sino que abarca toda la actuación desde que se encuentra a una persona, posiblemente, en PCR, se activa el sistema de emergencias, se procura la RCP y se traslada a un centro sanitario donde se continua y realiza un seguimiento del episodio. Esta serie de acciones continuadas que van a conseguir un mejor pronóstico a la persona es lo que llamamos la **"Cadena de la Supervivencia"** y se representa mediante una cadena de eslabones unidos con el siguiente significado:

1. Reconocimiento inmediato del paro cardiaco y activación del sistema de emergencias.
2. RCP precoz con énfasis en las compresiones torácicas.
3. Desfibrilación rápida.
4. Soporte Vital Avanzado efectivo.
5. Cuidados integrados pos-paro cardiaco.

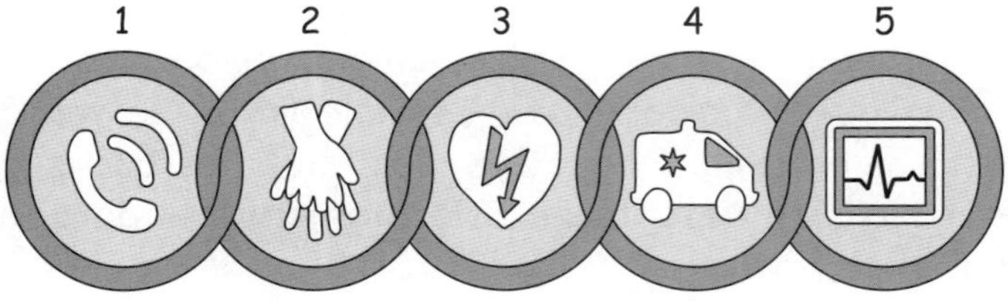

Nueva "Cadena de la Supervivencia"
Fuente: Guía AHA 2010

Como en cualquier cadena, ésta se romperá por el eslabón más débil y la forma de evitar su rotura consiste en fortalecer todos los eslabones de la misma. En este tema trataremos de fortalecer los dos primeros (reconocimiento, aviso y RCP manual) y en el siguiente añadiremos la utilización de la desfibrilación semiautomática.

15.2. Reanimación Cardiopulmonar en adultos para personal lego

La intención de realizar una secuencia de actuaciones o algoritmo es conseguir una mayor eficacia en la realización de una actividad, con mayor motivo si la situación a la que nos enfrentamos puede decidir la continuación de la vida de una persona. Por ese motivo se "mecanizan" y simplifican los pasos a realizar, actuando según la secuencia que hemos aprendido y evitando en gran medida que interfieran las emociones y enturbien nuestra razón.

El problema posiblemente estriba en los conocimientos previos adquiridos. Los que ya tenemos unos años hemos "visto pasar" varios algoritmos a lo largo de nuestra actividad profesional pero en la actualidad, y sin perder eficacia, se pretende simplificar en la mayor medida posible todas las técnicas y algoritmos a aplicar. Lo mejor es no pensar en como lo hacíamos antes y comenzar a practicar lo antes posible las últimas recomendaciones. Por ese motivo entendemos que la mejor manera de no repetir lo anterior es obviarlo, de forma que los algoritmos o secuencias que se van a detallar expresan lo que hay que hacer, es decir, **lo que no esté descrito en este momento es porque ya no se hace**.

Basado en la "evidencia científica" como paradigma de actuación médica, la AHA indica el siguiente algoritmo de RCP para personal lego, en la que una vez determinada la PCR **la prioridad es procurar compresiones torácicas rápidas y fuertes sin perder el tiempo en realizar insuflaciones de aire en la boca**:

- Reconocimiento de la parada cardiorrespiratoria: la persona no responde a nuestros estímulos y no vemos que respire (o respira ineficazmente —boqueo—).

- Activar el sistema de emergencia llamando al teléfono 112 o pidiendo a alguien responsable que lo haga.

- Conseguir un desfibrilador semiautomático (DESA) si existe próximo al suceso o pedir a alguien responsable que lo consiga.

- Colocado el paciente en posición de RCP (tendido sobre su espalda, en una superficie dura, horizontal y plana), descubrimos el pecho y comenzamos a realizar compresiones torácicas sobre el centro del esternón, esto es, con nuestras manos enlazadas empujamos el pecho del paciente contra el suelo al menos 5 cm y dejamos de empujar de forma continua, fuerte y rápida para conseguir al menos 100 compresiones por minuto.

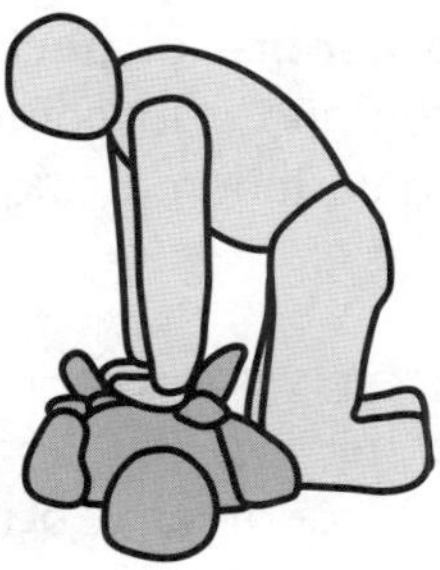

Posición de RCP

- Pasados dos minutos (unas 200 compresiones aproximadamente), y si lo tenemos, colocaremos el DESA para comprobar el ritmo cardiaco y la posibilidad de realizar una descarga eléctrica, siguiendo con el algoritmo con el uso de DESA (tema 16).

- Si no disponemos de él, comprobaremos de nuevo si hay respiración espontánea. En caso de haberla cesaremos las maniobras y colocaremos al paciente en posición lateral de seguridad (PLS). En caso de seguir sin respiración espontánea, continuaremos esta secuencia cada dos minutos, es decir, realización de compresiones torácicas y comprobación de la presencia de respiración espontánea.

15.3. Reanimación Cardiopulmonar en niños y lactantes para personal lego

Como ya se ha comentado, las dos ideas básicas de esta materia son la simplificación y la realización de compresiones torácicas rápidas y fuertes en caso de encontrarnos con una PCR. En el caso de los niños y lactantes (menores hasta un año aproximadamente) **la única diferencia en este algoritmo estriba en la presión ejercida sobre el pecho del paciente**. Evidentemente el tamaño y la complexión serán los que nos indiquen cuanto tendremos que empujar y con que superficie.

Las recomendaciones son que al menos que se debe conseguir comprimir 1/3 del diámetro antero posterior del pecho, aproximadamente 5 cm en los niños (y niñas) y 4 cm en lactantes. Para ello utilizaremos una sola mano o dos dedos respectivamente.

La secuencia para niños y lactantes, al igual que en adultos y **con prioridad en la realización de compresiones torácicas rápidas y fuertes**, quedará así:

- Reconocimiento de la parada cardiorrespiratoria: la persona no responde a nuestros estímulos y no vemos que respire (o respira ineficazmente —boqueo—).

- Activar el sistema de emergencia llamando al teléfono 112 o pidiendo a alguien responsable que lo haga.

- Conseguir un desfibrilador semiautomático (DESA) si existe próximo al suceso o pedir a alguien responsable que lo consiga.

- Colocado el paciente en posición de RCP (tendido sobre su espalda, en una superficie dura, horizontal y plana), descubrimos el pecho y comenzamos a realizar compresiones torácicas sobre el centro del esternón, esto es, con nuestras manos enlazadas empujamos el pecho del paciente contra el suelo o la superpie en la que lo coloquemos (puede ser sobre nuestro antebrazo) al menos 5 cm en niños y 4 cm en lactantes, y dejamos de empujar de forma continua, fuerte y rápida para conseguir al menos 100 compresiones por minuto.

- Pasados dos minutos (unas 200 compresiones aproximadamente), y si lo tenemos, colocaremos el DESA para comprobar el ritmo cardiaco y la posibilidad de realizar una descarga eléctrica, siguiendo con el algoritmo con el uso de DESA (tema 16).

- Si no disponemos de él, comprobaremos de nuevo si hay respiración espontánea. En caso de haberla cesaremos las maniobras y colocaremos al paciente en posición lateral de seguridad (PLS). En caso de seguir sin respiración espontánea, continuaremos esta secuencia cada dos minutos, es decir, realización de compresiones torácicas y comprobación de la presencia de respiración espontánea.

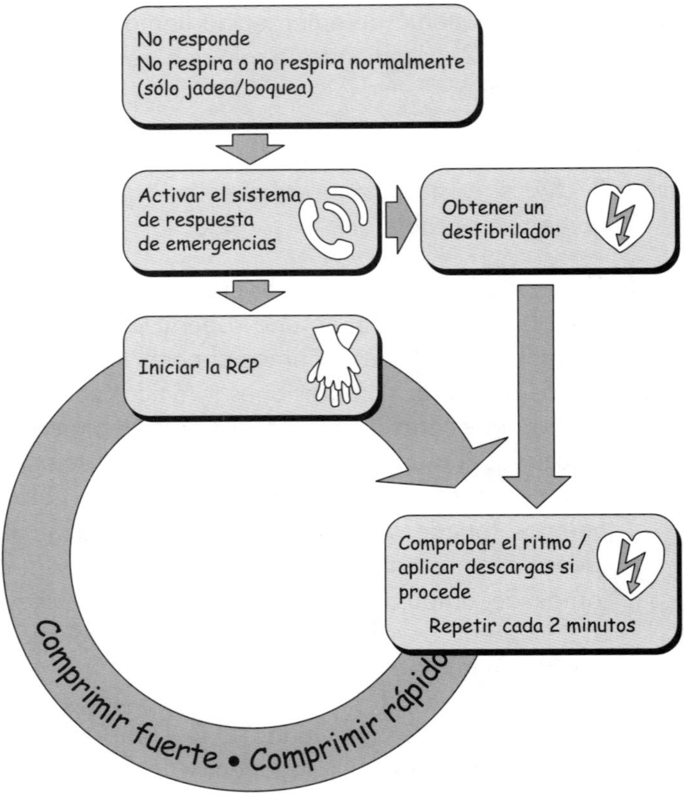

Algoritmo de RCP para personal lego
Fuente: Guía AHA 2010

15.4. Reanimación cardiopulmonar para personal entrenado y experto

En el caso de realizar la RCP personal entrenado y experto, se introduce la aplicación de respiración boca a boca o mediante mascarilla, **siempre que esto no haga perder eficacia o tiempo a las compresiones**

torácicas. Se intentará conseguir una relación 30:2 de compresiones/respiraciones.

La secuencia o algoritmo recomendado por AHA quedaría así:

- Reconocimiento de la parada cardiorrespiratoria: la persona no responde a nuestros estímulos y no vemos que respire (o respira ineficazmente —boqueo—).
- Activar el sistema de emergencia llamando al teléfono 112 o pidiendo a alguien responsable que lo haga.
- Conseguir un desfibrilador semiautomático (DESA) si existe próximo al suceso o pedir a alguien responsable que lo consiga.
- Colocado el paciente en posición de RCP (tendido sobre su espalda, en una superficie dura, horizontal y plana), descubrimos el pecho y comenzamos a realizar compresiones torácicas sobre el centro del esternón, esto es, con nuestras manos enlazadas en adultos, una mano en niños o dos dedos en lactantes, empujamos el pecho del paciente contra el suelo o la superpie en la que lo coloquemos (puede ser sobre nuestro antebrazo en lactantes), al menos 5 cm en adultos y niños y 4 cm en lactantes, y dejamos de empujar de forma continua, fuerte y rápida, 30 veces.
- A continuación echando ligeramente la cabeza del paciente hacia atrás y tapando su nariz con el pulgar e índice de una mano para que no se escape el aire, sellamos sus labios con nuestra boca y soplamos con el aire de nuestros pulmones sobre la boca del paciente. Lo hacemos en 2 ocasiones, comprobando que cada vez que so-

plamos sube y baja el pecho del paciente. Cada ventilación no debe durar más de 1 segundo.

El aire aplicado será proporcional al tamaño del paciente, es decir, a un adulto le soplaremos aproximadamente una respiración nuestra y daremos menos aire si el paciente es menor. En el caso de lactantes o niños muy pequeños es posible aplicar la ventilación sellando tanto la boca como la nariz con la nuestra.

- Pasados dos minutos (después de 4 ciclos completos de 30 compresiones torácicas y 2 insuflaciones en boca —ventilaciones—), y si lo tenemos, colocaremos el DESA para comprobar el ritmo cardiaco y la posibilidad de realizar una descarga eléctrica, siguiendo con el algoritmo con el uso de DESA (tema 16).

- Si no disponemos de él, comprobaremos de nuevo si hay respiración espontánea. En caso de haberla cesaremos las maniobras y colocaremos al paciente en posición lateral de seguridad (PLS). En caso de seguir sin respiración espontánea, continuaremos esta secuencia cada dos minutos, es decir, realizando 30 compresiones torácicas y 2 insuflaciones en boca, comprobando la presencia de respiración espontánea cada 2 minutos (4-5 ciclos completos).

15.5. Caso especial: el neonato

La AHA entiende que los neonatos (desde el nacimiento hasta un mes) podrán presentar situaciones de RCP generalmente en el momento del nacimiento por causas ya conocidas durante la gestación (problemas cardiacos en su mayoría) o posteriormente por motivos respiratorios, pero generalmente dentro de un entono sanitario por lo que deja relativamente coja esta situación para el personal lego.

Entendemos que si nos encontramos ante una PCR de un neonato habrá que seguir la pauta marcada por la Guía de modo general, es decir, si la persona que realiza la RCP es lega deberá priorizar las compresiones torácicas con dos dedos y comprobar la presencia de la respiración espontánea cada dos minutos.

En el caso ser personal entrenado y experto, procurar una relación compresión/ventilación de 3:1, iniciando la secuencia con la ventilación.

Tema 16 Utilización del Desfibrilador Semi Automático (DESA) en la Parada Cardiorrespiratoria

16.1. ¿Qué es la fibrilación ventricular? ¿Qué es la desfibrilación?

La fibrilación ventricular se define como un ritmo caótico y no efectivo del corazón. Las células del miocardio (corazón) no se contraen y relajan de forma coordinada, lo que provoca que los ventrículos no realicen su trabajo adecuadamente y no puedan enviar la sangre de su interior al resto del organismo. Esta situación se da en más del 80% de los momentos anteriores a la parada cardiaca y es detectable gracias a los monitores electrocardiográficos, pero no aunque realicemos una buena valoración de los signos vitales (ABC) de forma manual.

Si no se revierte precozmente esta situación, el corazón termina agotándose y deteniéndose, lo que inevitablemente puede conducir a la muerte de la persona afectada. **La desfibrilación es el tratamiento que se ha demostrado más eficaz para la fibrilación ventricu-**

lar. Básicamente, consiste en hacer pasar una corriente eléctrica por el corazón que lo detenga, para que éste vuelva a funcionar gracias a la capacidad intrínseca que tienen sus células para producir las contracciones de forma efectiva. Lamentablemente no siempre sucede así, aunque sí es seguro que no intentar la desfibrilación conduce a la paralización del corazón y el fin de la vida.

Se aconseja su uso para niños y lactantes, aunque se han de utilizar atenuadores de energía si los hubiera.

16.2. Los desfibriladores semiautomáticos (DESA)

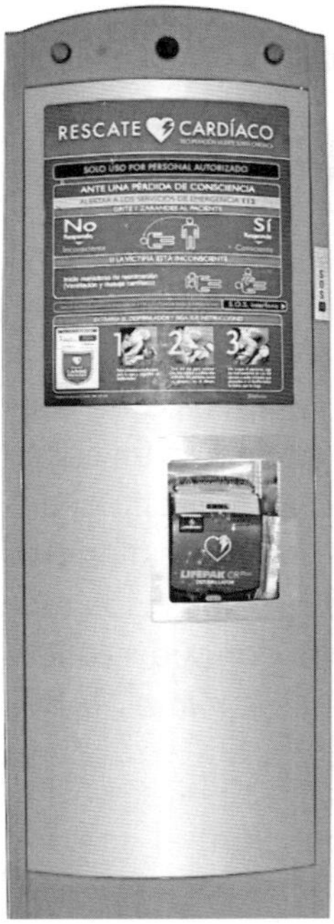

Un desfibrilador semiautomático (DEA) es un equipo de electromedicina que puede ser usado tanto por personal entrenado como por personal no entrenado para realizar la desfibrilación en pacientes que presenten el ritmo definido anteriormente.

Actualmente, además de los equipos profesionales y voluntarios de emergencias extrahospitalarias se están formando grupos de trabajadores no sanitarios para poder aplicar esta técnica en lugares de gran concurrencia como son los aeropuertos, los centros comerciales, locales de espectáculos masivos, etc. En algunos de estos lugares hay instaladas columnas con estos equipos que puede ser usados por todas aquellas personas entrenadas.

Su utilización es relativamente simple ya que basta con sacarlo del emplazamiento donde se encuentre y llevarlo hasta el paciente. Una vez que se saca de su casillero, se activa una alarma en el centro de emergencias que provoca la activación de un equipo sanitario hacia el lugar.

16.3. Actuación básica ante la parada cardiorrespiratoria con un desfibrilador semiautomático (DESA)

Si estamos ante una Parada cardiorrespiratoria y disponemos de un DESA, seguiremos las indicaciones grabadas en el aparato, quedando la secuencia de actuación recomendada por AHA de la siguiente forma:

- Reconocimiento de la parada cardiorrespiratoria: la persona no responde a nuestros estímulos y no vemos que respire (o respira ineficazmente —boqueo—).

- Activar el sistema de emergencia llamando al teléfono 112 o pidiendo a alguien responsable que lo haga.

- Conseguir un desfibrilador semiautomático (DESA) si existe próximo al suceso o pedir a alguien responsable que lo consiga.

- Colocado el paciente en posición de RCP (tendido sobre su espalda, en una superficie dura, horizontal y plana), descubrimos el pecho y comenzamos a realizar compresiones torácicas sobre el centro del esternón, esto es, con nuestras manos enlazadas en adultos, una mano en niños o dos dedos en lactantes, empujamos el pecho del paciente contra el suelo o la superpie en la que lo coloquemos (puede ser sobre nuestro antebrazo en lactantes), al menos 5 cm en adultos y niños y 4 cm en lactantes, y dejamos de empujar de forma continua, fuerte y rápida hasta que el DESA esté preparado.

- Una vez preparados los cables y los parches sobre el pecho del paciente según el dibujo que estos llevan, encenderemos el DESA para comprobar el ritmo cardiaco y la posibilidad de realizar una descarga eléctrica. Nadie podrá tocar al paciente para evitar confundir la lectura del aparato.

- Si el DESA desaconseja la descarga puede deberse a la falta de actividad cardiaca (asistolia) o a la presencia de un ritmo no desfibilable, por lo que comprobaremos de nuevo si el paciente respira, colocándolo en PLS en caso afirmativo o continuando con las compresiones torácicas en caso negativo durante dos minutos. (Recordar que en caso de personal entrenado y experto se pueden procurar ventilaciones con una relación 30:2, aunque se sigue priorizando al menos las compresiones fuertes y rápidas).

- Si el DESA aconseja la descarga, comprobando que nadie toque al paciente se aprieta el botón correspondiente y nada más producirse esta, se vuelven a realizar las compresiones torácicas, sin pérdida de tiempo, durante un nuevo ciclo de dos minutos. (Recordar que en caso de personal entrenado y experto se pueden procurar ventilaciones con una relación 30:2, aunque se sigue priorizando al menos las compresiones fuertes y rápidas).

- Pasados los dos minutos se vuelve a dejar que el DESA verifique el ritmo cardiaco, repitiendo toda la secuencia de los dos puntos anteriores.

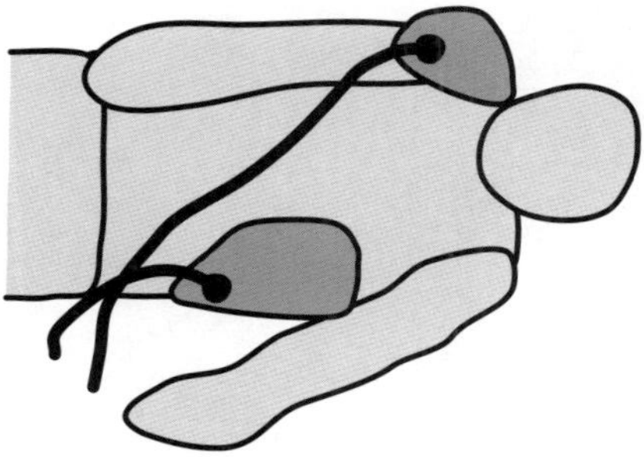

DESA
Colocación de los parches torácicos

Tema 17 Aspectos psicológicos en emergencias: el comportamiento humano en multitud, la comunicación y los primeros auxilios psicológicos

Al igual que la asistencia sanitaria en caso de accidente o enfermedad debe ser proporcionada por personal sanitario, la asistencia psicológica debe ser proporcionada por los profesionales de esa rama científica, la Psicología. Pero en muchas ocasiones no tenemos un psicólogo o psicóloga "a mano" y la situación ante la que nos encontramos requiere de un abordaje desde la esfera afectiva y emocional, como puede ser el caso de enfermos con alguna alteración emocional o conductual importante, los familiares de estos o los testigos ante un suceso grave, por una situación catastrófica y/o multitudinaria. Tampoco el comportamiento humano es el mismo cuando se enfrenta solo ante una situación estresante que cuando lo hace integrado en un grupo o multitud (masa humana). Es por tanto conveniente tener claras algunas normas de comportamiento cuando tengamos que enfrentarnos a una situación como las referidas anteriormente mientras esperamos la actuación de un profesional de la Psicología que se haga cargo de la asistencia.

En cualquier caso, la pauta genérica de PAS también es aplicable en estos casos: en primer lugar **Proteger** la escena, a los intervinientes y a los enfermos o accidentados, sin olvidarnos de la autoprotección; a continuación **Alertar** a los servicios de emergencias y pedir ayuda; y en tercer lugar **Socorrer** en la medida de nuestros conocimientos y la necesidad. Aquí es donde comienzan los "Primeros Auxilios Psicológicos" como actividad asistencial en el momento de la crisis, es decir, "una ayuda breve e inmediata de apoyo y rescate a la persona para restablecer su estabilidad emocional y facilitarle las condiciones de un continuo equilibrio personal" (D` Andrea, María Isabel et al. Universidad de la Cuenca de Plata. Corrientes-Argentina).

17.2. El comportamiento humano en multitud (en masa)

La mayoría de los autores identifican cambios importantes en la actitud de los seres humanos cuando nos comportamos en multitud (en masa).Ante estas situaciones, el individuo que actúa en masa modifica su comportamiento, llegando a perder su identidad al fundirse con la personalidad que ha adquirido la masa en la que se encuentra. El psicólogo Le Bon lo describía así en 1895: *"en el agregado de una multitud no hay en absoluto, suma o promedio de elementos, sino combinación y creación de elementos nuevos: situación nueva en la que interfieren ideas-grupo e ideas-fuerza que acaban por arrastrar a todo el conjunto, aun dejando a cada uno la ilusión de actuar por su propio y deliberado impulso"*.

Ante una situación catastrófica surgen sentimientos de pánico (un miedo exagerado) que pueden acabar en violencia hacia los demás y hacia uno mismo. Posiblemente podamos recordar las imágenes de un triste episodio no muy lejano, el ataque a las torres gemelas de Nueva York en 2001 —el Word Trade Center— en la que se veía claramente como el pánico y la desesperación hacía que los ocupantes de las torres saltaran por las ventanas lanzándose al vacío desde alturas de 20 y 30 pisos o el terrible resultado de los fallecidos por aplastamiento en las salas de fiestas, como el ocurrido en Bangkok durante el fin de año de 2008 en donde perdieron la vida 60 personas.

Pero ¿por qué sucede esto? Del "Vademécum Remer" de la D. G. De Protección Civil y Emergencias del Ministerio del Interior extraemos algunas ideas:

- **Unidad mental.** El estado de ánimo dirige la conducta de la masa ante la idea de que forman una sola cabeza, se tiene la idea de ser una única unidad mental que rige todos los actos del grupo.

- **Sensación de omnipotencia.** El sentimiento de unidad mental hace creer al grupo que puede con todo, que no hay nada que se pueda interponer en su camino y, ocultándose en la masa el individuo actúa con una gran irresponsabilidad.

- **Falta de raciocinio de los actos.** Ante situaciones de pánico afloran y dirigen al individuo los instintos más básicos y las emociones.

- **Simplicidad de pensamiento.** Ante la falta de nacionalización de los actos y movidos por los instintos, el individuo no piensa si lo que hace esta bien o esta mal, sencillamente actúa sin discutirle al resto sobre lo adecuado o no de los actos que están cometiendo.

- **Alta sugestividad.** Ante la falta de racionalización de los actos y la creencia en un solo ser omnipotente, el individuo es fácilmente sugestionable, pudiendo llegar a creer cualquier rumor que circule en el entorno y llegar a actuar sin el más mínimo de precaución o a la desesperada.

En función del momento, podemos esperar algunos de estos comportamientos de la conducta humana en masa:

- **Periodo precrítico.** Es el tiempo que transcurre desde el conocimiento de la posibilidad de que ocurra una catástrofe, si este es conocido, y el momento en el que se desencadena. La conducta se orienta desde la incredulidad y rechazo hasta el temor exagerado y el sentimiento de culpabilidad. La masa se "carga" de ansiedad.

- **Periodo crítico.** La catástrofe se ha desencadenado y la confusión de los primeros momentos llega a enturbiar el pensamiento del individuo que comenzará a actuar de forma instintiva, intentando huir del escenario. A pesar de esto, de forma mayoritaria se tenderá a buscar soluciones atendiendo a las indicaciones de líderes que surgen de manera espontánea o en torno a las primeras autoridades formales que asuman el control de la situación. La consigna será la de "gestionar el desorden" y evitar el descontrol de la masa. Si los individuos se dejan llevar por el pánico, la violencia se puede desatar y estos pueden "arrasar" con todo lo que se interponga en su camino.

- **Periodo poscrítico.** Una vez pasada la amenaza y rescatados los afectados lleva el momento de la reconstrucción. En la memoria del individuo podrán permanecer las imágenes de la situación vivida, siendo un episodio de mayor o menor importancia que dará por finalizado y del que extraerá un aprendizaje que podrá en mayor o menor medida condicionar sus valores y comportamientos futuros o dejará secuelas de diversa importancia, secuelas físicas y psíquicas. Puede aparecer la figura de "shock postraumático" con toda la carga de problemas que acarrea al individuo, que de forma repetitiva revive una y otra vez la mala experiencia sufrida.

17.3. La "teoría de la comunicación"

El éxito en la intervención de los socorristas o asistentes en una situación de crisis o de emergencia cuando interactúan con los afectados va a depender en gran medida de la mayor o menor capacidad de comunicación que tengan estas personas. Para llegar "al otro" con la intención de ayudarle a superar una situación difícil hay que demostrarle franqueza y confianza, algo que sólo se consigue con una buena comunicación.

La "teoría de la comunicación" pretende explicar cuales son los elementos que intervienen en aquellas situaciones en las que dos o más individuos pretenden poner en común algún tipo de información o conocimiento. La comunicación entre las personas no solamente es necesaria como seres sociales por el sólo hecho de poner en común esa información y tratan de hacer partícipe al otro de nuestros deseos o necesidades, sino que adquiere tanta importancia en los seres humanos que, aún sin querer comunicarnos, lo hacemos. Lo hacemos a través de "la comunicación no verbal", aquellos mensajes que manda nuestro cuerpo a través de la postura o los gestos, sucediendo que nuestra boca puede estar diciendo algo diferente de lo que dice nuestro cuerpo. No podemos permitir que nuestros gestos infundan temor o desconfianza en el accidentado.

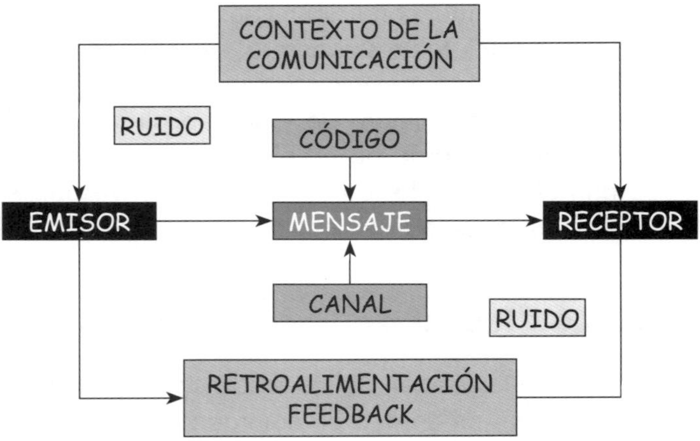

TEORÍA DE LA COMUNICACIÓN

Lamentablemente, la comunicación entre humanos puede llegar a ser muy difícil si los interlocutores se ven afectados por situaciones de estrés que impiden o dificultan dicho proceso de comunicación. A estos fenómenos como el estrés se les denomina como "ruidos".

La "Teoría de la comunicación" explica que para que en la comunicación entre los intervinientes y los afectados (emisor y un receptor) exista una puesta en común de una información (mensaje), éste deberá de ser emitida a través de un medio como la voz o las imágenes (canal) en un idioma o sistema de signos comprensible por ambos (código). La noción que tenga el emisor de si la información se transmite bien y es entendida (retroalimentación) por el receptor dependerá de la respuesta que éste (emisor) reciba de aquel (receptor), debiendo evitar cualquier tipo de distorsión o alteración (ruido) dentro del proceso para evitar la alteración del mensaje. Cada comunicación se desenvuelve dentro de un medio ambiente común entre actuantes (contexto de la comunicación) que relaciona los elementos que tratan de comunicarse (emisor y receptor).

17.4. La comunicación con los afectados en situaciones de estrés

Los ruidos o barreras que pueden impedir la comunicación, además de los externos (gritos, motores, explosiones, etc.) suelen ser de carácter personal, como la edad, la educación, el interés, la inteligencia, la raza, la religión, etc., y de carácter no verbal (gestos, posturas, etc.). Unos y otros han de ser cuidados para poder acceder a los eficazmente a accidentados y reducir los niveles de estrés y ansiedad.

En cuanto al acercamiento se tendrá en cuenta:

- Contacto visual: mirar a los ojos para conseguir ganar la confianza del paciente y distraer su atención del entorno.
- Identificación del asistente: indicar el nombre y manifestar al paciente que tenemos intención de ayudarle.
- Identificación del paciente: solicitarle el nombre y preguntarle en que podemos ayudarle.
- Escuchar e informar: permitir que se exprese de la forma que le sea más fácil y decirle siempre lo que pretendemos hacer antes de hacerlo, pidiendo si es preciso su autorización.

En cuanto a la comunicación verbal se tendrá en cuenta:

- Uso adecuado del lenguaje a la persona y a las circunstancias, escuchando atentamente, no interrumpiendo ni haciendo valoraciones personales sobre lo sucedido.

- El volumen de la voz no será alto (lo suficiente para que nos escuche), el tono tranquilo y la fluidez verbal no rápida para que pueda entenderse.

- No discutir nunca con los pacientes. No se trata de darles la razón sin más, se trata de no aumentar la ansiedad.

- No generar falsas expectativas mintiendo o exagerando las noticias. Se podrá evitar dar algunas informaciones si ello contribuye a mejorar la situación.

- Pedir su colaboración en todo momento de forma cortés y respetar siempre su intimidad.

En cuanto a la comunicación no verbal se tendrá en cuenta:

- No contradecir con nuestros gestos o posturas el mensaje que estamos lanzando de forma verbal.

- No adoptar posturas desafiantes con los movimientos de cabezo o manos.

- Mantener la distancia que demande el paciente, no invadiendo su espacio vital.

- El conjunto del cuerpo debe de expresar atención al paciente, estando frente a él, con la expresión de la cara y los miembros relajados, y con las palmas de las manos abiertas en señal de acogimiento.

En cuanto al contacto físico se tendrá en cuenta:

- No tocar a nadie que rechace el contacto.
- Siempre pedir permiso y explicar el motivo de la necesidad del contacto.
- El contacto ha de ser profesional, es decir, orientado a la determinación de lesiones o su asistencia. No obstante, el contacto cortés y cálido como el sujetar una mano, insisto, siempre que el paciente lo acepte como un gesto de amistad, sirve para calmar la ansiedad generada por la situación.

17.5. Primeros auxilios psicológicos

Cada vez es más común que los servicios de emergencias extrahospitalarias cuenten entre su personal a profesionales de la Psicología que, entre otras funciones, atiendan "in situ" y respecto de sus necesidades psicológicas a aquellos pacientes que han sufrido algún episodio crítico, a sus familiares e incluso a los propios profesionales intervinientes.

Esa primera asistencia en el ámbito emocional que se ha dado en llamar "Primeros auxilios psicológicos", pretende *"proporcionar apoyo para evitar la sensación de abandono, reducir los intentos de agresión y suicidio, proporcionar redes de apoyo social, evitar la cronificación de las lesiones y reorganizar la actividad laboral, familiar y social de los afectados"* (Miguel Saldaña, F.; 2008). Así mismo, este autor divide en cinco esta actuación, que comprenden las siguientes acciones:

1. **Hacer contacto psicológico:** tiene como objetivo principal contactar con el paciente y hacerle entender que una organización le presta su apoyo y seguridad.

2. **Examinar las dimensiones del problema:** se trata de determinar las necesidades primarias que tiene el paciente tanto en los aspectos físicos como emocionales.

3. **Explorar posibles soluciones:** proponer soluciones realistas con todo tipo de ayuda, tanto externa como interna.

4. **Ayudar a tomar una acción correcta:** se trata de evitar que con el aturdimiento y la presión del momento el paciente incorrectamente, tomando un papel activo de forma gradual si es necesario.

5. **Seguimiento:** se intentará hacer un seguimiento sobre el proceso del paciente para comprobar si los objetivos de los primeros auxilios psicológicos se han alcanzado, es decir, si se han prevenido los trastornos psicológicos y se ha reducido la mortalidad.

Otros autores como Lidia Martín y Manuel Muñoz ("Primeros Auxilios Psicológicos"; 2009) se valen del acrónimo ACERCARSE para aplicar estas técnicas. Su aplicación requiere mayor conocimiento y entrenamiento. Brevemente se indican a continuación:

- **A**mbiente: primer contacto, observación y toma de datos.

- **C**ontactar: alineamiento con el paciente, triage psicológico y recarga emocional.

- **E**valuación: entrevista y valoración de los signos psicosociales.
- **R**eestablecimiento emocional: contacto con la realidad, técnicas de relajación.
- **C**omprensión de la crisis: informar y dar pautas de actuación.
- **A**ctivar: planificar e intentar solucionar problemas.
- **R**ecuperación del funcionamiento: facilitar recursos.
- **Se**guimiento de la evolución.

Si nos encontramos a la espera de una asistencia especializada, tendremos que intentar reducir la ansiedad ganándonos la confianza de estas personas mediante las técnicas de acercamiento, comunicación y contacto indicadas en el punto anterior para poder aplicar estos primeros auxilios psicológicos. También conviene matizar que no ha de confundirse esta primera actuación con la psicoterapia, actuación que realizará los profesionales de la materia, es decir, los psicólogos.

Tema 18 Otros accidentes y situaciones especiales

18.1. Otros accidentes y situaciones especiales

Aunque la mayoría de los pacientes atendidos por los servicios de urgencia corresponden con accidentes domésticos, no debemos olvidar los accidentes que se producen en situaciones especiales dentro del ámbito laboral y en los llamados deportes de riesgo o extremos, así como alteraciones físicas y mentales provocadas por la presión emocional de la actividad que van a desencadenar síntomas en muchas ocasiones subjetivos. En otras ocasiones nos vamos a enfrentar en realidad a una enfermedad clínica.

Manteniendo la idea de actuación básica, dividiremos estas situaciones especiales en tres grupos

- **Enfermedades no traumáticas.**
- **Accidentes o enfermedades disbáricas.**
- **Accidentes por actividades que entrañan el uso de cuerdas (síndrome de compresión).**

Por ejemplo, un alpinista profesional o amateur se puede encontrar durante una travesía con un enfermo diabético que "se descompensa" (enfermedad no traumática), o con un compañero que repentinamente se suelta de la cordada y enloquece de alegría al sufrir el "mal de altura" (enfermedad disbárica) u otro alpinista al que se queda inconsciente y colgado boca debajo de la cuerda (accidente por actividades con el uso de cuerdas).

Un buceador durante una inmersión se puede encontrar con situaciones similares, aunque evidentemente salvando las distancias por el medio ambiente en el que se encuentra y que lógicamente condiciona toda la actividad. En este caso, las enfermedades no traumáticas, como hemos catalogado a la diabetes, también se pueden producir, los accidentes disbáricos producirán lesiones por el aumento del volumen de los gases en el interior del cuerpo y los accidentes traumáticos podrían relacionarse con los enganches con cabos o averías en los cajones.

18.2. Enfermedades no traumáticas

Dentro de este apartado podrían caber todas las enfermedades conocidas hasta la actualidad. Para eso ya están las enciclopedias médicas. Nos ocuparemos de un pequeño grupo que se dan con mucha frecuencia y en cualquier entorno. Nos referimos a las alteraciones de la glucosa en sangre, las alteraciones de la tensión arterial, los accidentes celebro vasculares (ACVA) y el dolor de aparición súbita en tórax o abdomen.

18.2.1 Alteraciones de la glucosa en sangre

Las células del organismo necesitan de la glucosa de la sangre para utilizarla como energía y poder realizar correctamente sus funciones. **El aumento (hiperglucemia) o la disminución (hipoglucemia) de los valores normales de glucosa en sangre de una persona o de "azúcar" como decimos de forma coloquial en muchas ocasiones, va ha producir una serie de alteraciones metabólicas (parte de la actividad celular) que pueden poner en peligro la integridad y la vida de dicha persona.**

En la mayoría de las ocasiones no vamos a saber que realmente la persona sufre un problema metabólico puesto que esto sólo se puede determinar "midiendo" su nivel de glucosa en sangre con un aparato adecuado y tras un estudio clínico. En una situación de alteración súbita, las personas pueden mostrar diferentes síntomas, desde un habla dificultoso similar a una intoxicación etílica, a una alteración de la conducta que puede ser agresiva por la ansiedad que causa la enfermedad. Por tanto, sólo sabremos si la persona nos comunica que es diabética —la diabetes es una enfermedad metabólica que produce alteraciones en los niveles de glucosa por diferentes trastornos— o si de antemano lo sabemos por ser un familiar o un enfermo conocido.

Actuaremos por tanto por presunción, atendiendo a los síntomas y signos y de forma conservativa de la siguiente:

- Proceder según el PAS (proteger, alertar y socorrer), valorando la escena y los posibles peligros para el enfermo o para nosotros, avisando inmediatamente al 112 y no interviniendo si la actuación puede ser peligrosa.

- En caso de poder intervenir sin riesgo y solicitada la ayuda, realizar la primera valoración del ABC (como ya está descrito desde el tema 2: consciencia, respiración y circulación).

- Si el paciente está consciente y manifiesta ser diabético o tenemos certeza de ello, podemos permitirle que tome algún alimento o bebida azucarada ya que si la descompensación es debida a una bajada del nivel de glucosa, se recuperará con rapidez, pero en el caso de ser debida a una subida, la situación no variará y el organismo admite mejor los niveles altos de glucosa que los bajos.

- Dejar intimidad al paciente y acompañarle contándole lo que ha sucedido de forma tranquila hasta que se recupere totalmente, invitándole a esperar a los servicios de emergencia si ya estaban en camino o invitándole a acudir a un centro médico en caso contrario.

- Si el paciente está inconsciente o presenta cierto nivel de consciencia pero no se recupera, lo colocaremos en posición lateral de seguridad o en anti-shock si está consciente, reevaluando sus signos vitales hasta la llegada de los servicios de emergencia o procediendo a su traslado si ha sido aconsejado por estos.

- Si la persona entra en parada cardio-respiratoria (PCR) iniciar la reanimación cardio-pulmonar según se indicó en le tema 15.

18.2.2. Alteraciones de la tensión arterial

La tensión arterial corresponde con los valores de presión que soportan las arterial al paso de la sangre. **La sangre, al ser bombeada por el corazón, ejerce una fuerza contra las paredes de los vasos sanguíneos que ha de estar comprendida entre unos valores determinados que llamamos ten-**

sión arterial. Cuando estos valores son anormalmente bajos (hipotensión) o anormalmente altos (hipertensión), se pueden producir situaciones de riesgo graves, incluso conducentes a la muerte, en aquellas personas que los padezcan, bien de forma súbita o crónica.

Como en le caso de las alteraciones anteriores, no es fácil determinar si la persona enferma lo es por una elevación o por una disminución de la tensión arterial por los síntomas que presente, ya que la determinación de la misma se realiza tras las mediciones y estudio correspondiente, lo que indica que la actuación será por presunción pero conservativa.

Suele suceder que si la tensión arterial baja de su nivel normal, produzca pérdidas o alteraciones cortas de la consciencia, tales como lipotimias o mareos, pero también la pérdida total o larga de la misma. Ante un mareo o lipotimia actuaremos como se indicó en el tema 3, atendiendo a su los signos vitales, colocando a la persona en posición anti-shock y observando la evolución. Siempre se debe valorar la situación por personal médico.

Si sucede lo contrario, que la tensión arterial sube, podría provocar dolores de cabeza más o menos intensos, alteraciones en la consciencia y sangrado espontáneo de nariz como signos menores (que no por ello a obviar) y alteraciones más severas que podrían producir alteraciones visuales, dolor torácico y cambios conductuales o motrices. La actuación más recomendable en estos casos sería:

- Como siempre, conducta PAS.
- Si podemos actuar, valorar los signos vitales (ABC) y proceder en consecuencia.

- Ante un paciente consciente, procurarle un espacio tranquilo, aflojarle la ropa y mantenerlo en reposo mientras acuden los servicios de emergencia. En caso de tener que realizar el traslado nosotros mismos, el paciente no ha de hacer ningún tipo de esfuerzo y ha de ser llevado de la forma más tranquila y cómoda al centro médico más cercano.

- Si el paciente está inconsciente, colocarlo en posición lateral de seguridad (PLS) y continuar con la reevaluación de los signos vitales.

- En caso de sufrir parada cardio-respiratoria (PCR), proceder con la reanimación cardio-pulmonar (RCP) según las recomendaciones del tema 15.

18.2.3. Accidente celebro vascular agudo (ACVA)

Un accidente celebro vascular agudo (ACVA) se define como una **alteración súbita en el sistema nervioso central (SNC), generalmente de origen vascular,** se produce una falta de oxígeno en una zona determinada del sistema que provoca un déficit o una falta de actividad nerviosa. Algunas de estas patologías se las denomina ICTUS.

Se manifiesta por diferentes signos, entre ellos, con la pérdida súbita de la consciencia, la imposibilidad funcional de un miembro, con alteraciones en el habla, la vista o el razonamiento. Un cambio súbito de la actividad o posición de una persona que además muestre una alteración significativa a nivel motor o relacional, nos puede sugerir una situación de éste tipo. (Por ejemplo podríamos poner aquellas situaciones en las que hay una desviación de la comisura de un labio, la dificultad para pronunciar palabras, o la paralización repentina de todo un lado del cuerpo).

Cuando hablamos de emergencia, todo es importante y el tiempo es vital, pero si la situación no se revierte enseguida de forma espontánea y la alteración continua o progresa, la posibilidad de recuperación va ha depender muy significativamente del tiempo que tarde el paciente en ser tratado por personal médico.

Ante estas situaciones debemos de actuar de la siguiente forma:

- Conducta PAS.
- Si podemos actuar, valorar los signos vitales (ABC) y proceder en consecuencia.
- Ante un paciente consciente, procurarle un espacio tranquilo, aflojarle la ropa y mantenerlo en reposo mientras acuden los servicios de emergencia. En caso de tener que realizar el traslado nosotros mismos, el paciente no ha de hacer ningún tipo de esfuerzo y ha de ser llevado de la forma más tranquila y cómoda al centro médico más cercano para una precoz valoración médica. La valoración médica precoz es importante para la pronta aplicación del manejo y tratamiento de los pacientes.
- Si el paciente está inconsciente, colocarlo en posición lateral de seguridad (PLS) sobre el lado no afectado y continuar con la reevaluación de los signos vitales.
- En caso de sufrir parada cardio-respiratoria (PCR), prodecer con la reanimación cardio-pulmonar (RCP) según las recomendaciones del tema 15.

18.2.4. Dolor de aparición súbita en tórax o en abdomen

Dentro del tórax y del abdomen se encuentran un grupo de vísceras y órganos que pueden ver alterada su funcionalidad bien por enfermedades o bien por diferentes tipos de agresiones, manifestando además dolor. **Cuando no existe causa externa que pueda producir dicha alteración y como signo más característico sea el dolor, hablaremos de dolor de aparición súbita.**

Podría ser que no lo que duela esté fallando o que el origen no esté en el propio órgano que está alterado y como además al estar dentro de una cavidad recubierta y protegida a la que no tenemos acceso con la vista ni con las manos (ojo con tocar que las manos luego van al pan), la determinación del problema es bastante difícil. De hecho, la facultad para determinar enfermedades o alteraciones de este tipo le cuestan al "clínico" (medico) muchos años de estudio y de experiencia.

El dolor torácico puede ser debido a muchas causas, desde un infarto hasta una crisis de ansiedad. Un dolor opresivo que no cede y que no cambia su intensidad tras un cambio de postura, podría indicar una alteración cardiaca aunque no viniera acompañado de los síntomas clásicos como la dificultad respiratoria, la sudoración y la irradiación del dolor hacia el lado izquierdo del tórax.

Ante un dolor súbito de tórax se requiere:

- Conducta PAS:
- Tranquilizar a la persona y facilitar su reposo. La circulación y la respiración se ven alteradas con frecuencia en estos casos.

- No permitir que realice ningún tipo de esfuerzo.
- En caso de estar consciente, ayudarle a adoptar la postura más adecuada a su padecimiento, pero nunca imponiéndole aquella que pensemos que sea la mejor. El paciente nos indicará como se encuentra más cómodo y aliviado. La postura semi sentado puede ser la opción más acertada.
- Evaluar los signos vitales (ABC) y actuar en consecuencia mientras llegan los servicios de urgencia o trasladar de forma tranquila y sin esfuerzos por parte del paciente si el traslado lo debemos de realizar nosotros.
- En caso de sufrir parada cardio-respiratoria (PCR), prodecer con la reanimación cardio-pulmonar (RCP) según las recomendaciones del tema 15.

El dolor abdominal de aparición súbita también puede ser debido a muchas causas y por tanto la actuación será parecida a la anterior.

Ante un dolor súbito de abdomen se requiere:

- Conducta PAS:
- Tranquilizar a la persona y facilitar su reposo.
- No permitir que realice ningún tipo de esfuerzo.
- En caso de estar consciente, ayudarle a adoptar la postura más adecuada a su padecimiento, pero nunca imponiéndole aquella que pensemos que sea la mejor. El paciente nos indicará como se encuentra más cómodo y aliviado. El paciente tenderá al recogimiento.

- Evaluar los signos vitales (ABC) y actuar en consecuencia mientras llegan los servicios de urgencia o trasladar de forma tranquila y sin esfuerzos por parte del paciente si el traslado lo debemos de realizar nosotros.

- En caso de sufrir parada cardio-respiratoria (PCR), prodecer con la reanimación cardio-pulmonar (RCP) según las recomendaciones del tema 15.

18.3. Accidentes o enfermedades disbáricas

Dentro de esta categoría tenemos que hablar de aquellas situaciones en las que la diferencia de presión ambiental y la diferencia de riqueza de oxígeno respirable soportada por el organismo en determinadas actividades ocasiona daños y situaciones de emergencia. El cuerpo humano está capacitado para "funcionar" correctamente en un determinado medio ambiente. Con los medios materiales adecuados y el entrenamiento oportuno podemos permanecer en lugares donde sin ello esto no sería posible. Tal es el caso de los buceadores que soportan presiones superiores a las atmosféricas a nivel del mar y pueden respirar gracias al aporte de aire por medios mecánicos, el de los alpinistas que están en le lado opuesto, soportan menos presión atmosférica según ascienden por las montañas y la riqueza del oxígeno del aire que respiran es menor o los aviadores que además de los problemas de los alpinistas se ven sometidos a las fuerzas provocadas por el desplazamiento de las naves.

No vamos a redundar en la actuación básica en el caso de las lesiones ya vistas y que también pueden ser producidas durante la práctica de este tipo de actividades, como por ejemplo golpes, lipotimias, congelaciones, etc., ya que estas se resolverán prácticamente de la misma forma, sino que nos centraremos en aquellas situaciones que solamente se suelen dar en estas actividades. Hablaremos del mal de altura de los alpinistas y las alteraciones del comportamiento por la diferencia de riqueza en los gases respirables, y de la enfermedad descompresiva y del síndrome de sobrepresión pulmonar en los buceadores.

Es muy importante tener en cuenta otra característica que diferencia la forma de actuar en estos casos es el rescate de la víctima. En la mayor parte de las ocasiones dejamos esa actividad exclusivamente para los servicios especializados, bomberos, GEAS, etc., pero cuando tu compañero de escalada enferma o tu compañero de inmersión se queda sin aire, has de ser tú quién le ayude y le lleve a un lugar seguro para los dos. Esto evidentemente se debe de aprender a la vez que se aprende a realizar la actividad, pero creo que es una "asignatura" que se queda algo floja. De cualquier manera, si la situación resulta extremadamente peligrosa, desconocida para un "rescatador accidental" o la reacción psicofísica del mismo ante el peligro lo empuja a huir, a lo peor no se podría hacer nada.

18.3.1. El mal de altura de los alpinistas y las alteraciones del comportamiento provocada por gases respirables

El mal de altura o mal de las montañas sobreviene cuando al ascender sobre el nivel del mar la presión atmosférica disminuye y también la riqueza del oxígeno respirable del aire. Esto produce mayor fatiga, se tiene necesidad de aire, en ocasiones una cierta somnolencia o crisis repentinas de euforia, mareos, dolor de cabeza; incluso una especie de borrachera.

Si nos damos cuenta que un compañero de actividad presenta estos síntomas, deberemos:

- Interrumpir inmediatamente la ascensión y descansar. Se debe de aclimatar el organismo lentamente al nuevo ambiente. Proteger de la pérdida de calor abrigando a la víctima, evitaremos así la hipotermia.

- Si la persona está consciente, ofrecerle agua y pequeñas cantidades de alimentos fácilmente asimilables, como por ejemplo galletas.

- Si no mejora, empeora o se queda inconsciente, hay que descender rápidamente a un lugar desde el que pueda ser evacuado por los servicios de urgencia.

- En caso de parada cardio-respiratoria (PCR), proceder con la reanimación cardio-pulmonar (RCP) aunque en este caso hay que valorar que el esfuerzo puede agotar rápidamente a los reanimadores y la petición de ayuda se debe de realizar antes de iniciar las maniobras.

- Una vez resuelto el episodio, es obligada la visita a un centro médico adecuado.

Cuando respiramos en ambientes sobre presión, los gases del aire pueden llegar a ser tóxico. Éste es el caso de la narcosis por nitrógeno y de la toxicidad del oxígeno a más de cuatro atmósferas, por ejemplo en una inmersión durante la reparación de una dársena en un puerto. Uno y otro va a producir, eso sí por diferentes mecanismos, alteraciones del comportamiento cuando se da dicha situación que pueden hacer peligrar la vida. Desde una euforia que haga soltar el equipo de respiración y comenzar a tragar agua, hasta la inconsciencia pueden ser el resultado de la inmersión.

Si nos damos cuenta que un compañero de actividad presenta estos síntomas, deberemos:

- Si la persona está consciente, interrumpir la actividad y buscar aguas menos profundas hasta que desaparezcan los síntomas. Es conveniente realizar una ascensión controlada realizando las paradas reglamentarias.
- Una vez en el exterior, solicitar ayuda o evacuar a un centro médico si no mejora la situación.
- Si la persona queda inconsciente la situación se complica porque puede dejar de respirar.
- Acceder a la víctima y cogiéndolo por el chaleco comprobar que respire, bien por su respirador de forma espontánea o realizándole el boca a boca.
- Hay que realizar una ascensión controlada, relajados y evitando el "efecto globo". Posiblemente durante la ascensión la víctima recupere la consciencia y puede asustarse, por lo que tendremos que prever esta situación y no perder el regulador que nos permite respirar. (Aquellos lectores que buceen sabrán que el efecto globo se produce cuando un buzo se asusta y en vez de ascender al ritmo adecuado lo hace súbitamente inflando el chaleco y soltando el lastre).
- Una vez en el exterior evacuar a un lugar seguro y controlar las constantes vitales..
- Abrigar al accidentado para evitar la hipotermia.
- Si en algún momento se produjera una parada cardio-respiratoria, comenzaríamos con las maniobras de reanimación cardio-pulmonar una vez quitado el equipo y solicitado ayuda.

18.3.2. Enfermedad descompresiva y síndrome de sobrepresión pulmonar

Tanto la enfermedad descompresiva como el síndrome de sobrepresión pulmonar se pueden dar durante la práctica del buceo y están consideradas como el producto de una enfermedad o accidente disbárico, las consecuencias pueden ser muy graves y van a requerir tratamiento médico especializada en una unidad con cámara hiperbárica. En ambos casos, la ascensión rápida y sin las paradas reglamentarias va ha ser la principal causa de que se produzcan.

La primera, **la enfermedad descompresiva, ocasionará diversas alteraciones músculo esqueléticas, respiratorias, neurológicas y sistémicas debidas a la presencia de micro burbujas de nitrógeno en el organismo.** El nitrógeno que pasó de la sangre a los tejidos adyacentes durante la bajada no tuvo tiempo de volver a la sangre durante la subida. Ante un compañero o persona que refiere un ascenso rápido o presenta dolores musculares, alteraciones respiratorias o neurológicas tras una inmersión, actuaremos de la siguiente forma:

- Actuación PAS.
- Si nos encontramos en el mar o en medio de un pantano debemos de volver a tierra y dirigirnos al centro médico más cercano que disponga de cámara hiperbárica. Durante la evacuación comprobaremos los signos vitales (ABC) y en el caso de disponer de una fuente de oxígeno medicinal, aplicárselo a la victima para favorecer la desnitrogenación de los tejidos.
- Abrigar al accidentado para evitar la hipotermia. El cuerpo húmedo hace perder calor de forma

rápida por lo que también sería aconsejable desprenderle de traje y secarle.

- En caso de que la víctima se quede inconsciente, colocarlo en posición lateral de seguridad (PLS) durante el traslado o la espera. No se recomienda en ningún caso la posición de Trendelenburg (cabeza más baja que los pies) por el riesgo de producir edema cerebral.

- En caso de que la víctima entra en parada cardio-respiratoria, proceder con las maniobras de reanimación cardio-pulmonar (RCP) hasta la llegada de la ayuda o se revierta la situación.

La segunda, **la sobre presión pulmonar, se produce cuando se realiza una ascensión extremadamente rápida (efecto globo) sin vaciar los pulmones durante la subida que provoca la expansión excesivamente rápida de la caja torácica por el aumento de volumen del aire contenido en ella.** Si la sobre presión es muy elevada provocará lesiones graves a nivel respiratorio por rotura o desplazamiento de los tejidos. Si nos encontramos ante una situación como la manifestada, nuestra actuación será:

- Conducta PAS y rescatar del agua a la víctima si todavía estuviera en ella.

- Valoración de los signos vitales (ABC) y actuar en consecuencia.

- Si la víctima está consciente, no permitirle realizar ningún esfuerzo durante la evacuación. Posiblemente admitirá ser colocado en posición de semi-sentado para favorecer la respiración.

- Si esta se ve comprometida y se dispone de una fuente de oxígeno medicinal, ofrecérsela para que lo respire.
- Tratar los síntomas como por ejemplo la hipotermia.
- Si la víctima queda inconsciente, seguir controlando los signos vitales.
- Si la víctima entra en parada cardio-respiratoria, proceder con las maniobras de reanimación cardio-pulmonar (RCP) hasta la llegada de ayuda y durante la evacuación hasta que se revierta la situación.

18.4. Accidentes en actividades que entrañan el uso de cuerdas (síndrome de compresión)

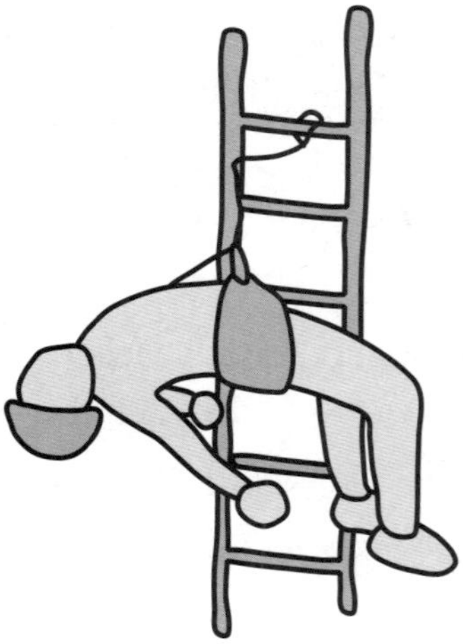

Síndrome por compresión u ortostático

Este tipo de accidentes se puede producir tanto en las escalada deportivas o profesionales como durante las labores de limpieza o pintura de fachadas, la construcción de edificios, etc., mientras se realizan colgados de cuerdas. Nos centraremos en la actuación básica a realizar cuando un compañero de actividad sufre una caída o desvanecimiento y queda colgado de la cuerda, lo que se llama síndrome de compresión o también síndrome ortostático o de aplastamiento.

Cuando una persona queda suspendida en una cuerda por el arnés durante mucho tiempo, este llega a actuar como un torniquete, impidiendo la oxigenación adecuada de las extremidades, lo que generará a la larga toxinas. Estas toxinas pueden producir un fallo multiorgánico si se mezclan con la sangre y interacciones en los riñones y en el corazón. Si además la víctima queda colgada boca abajo, se producirá una sobrepresión sanguínea a partir del tórax que puede llevar al edema de pulmón y al fallo respiratorio y cardiaco. La actuación básica será:

- Conducta PAS, no olvide que la víctima puede ser un trabajador que está reparando una línea de alta tensión y podemos correr el riesgo de electrocución.

- Rescatar a la victima con las técnicas adecuadas según el lugar donde se encuentre.

- Normalmente la víctima será depositada en una cota segura más baja, donde se procederá al control de los signos vitales (ABC) y al tratamiento adecuado.

- En caso de que la víctima esté consciente, valorar las lesiones (se ha podido golpear o fractura algún miembro durante el accidente) y la posibilidad de traslado a un centro médico por medios propios cuando nos encontramos en algún lugar alejado de centros urbanos. Si la situación lo aconseja, esperar a la ayuda especializada.

- Si la víctima está inconsciente, colocarlo en posición lateral de seguridad (PLS) si no presumimos lesiones traumáticas y controlar los signos vitales.

- Si la víctima está en parada cardio-respiratoria, comenzar con las maniobras de reanimación cardio-pulmonar (RCP) hasta la llegada de ayuda o si la situación se revierte.

Anexos
y
Bibliografía

Anexo I Breve recordatorio anatómico y fisiológico

I.1. Principios anatómicos

La Anatomía es la parte de la Biología que estudia la forma y estructuras de los distintos seres. La Anatomía Humana se dedica al estudio del Hombre.

Partiendo de la posición anatómica, se trazan diferentes planos y ejes (planos y ejes anatómicos) que nos servirán para localizar las diferentes estructuras y partes del cuerpo.

Las principales posturas anatómicas son:

- **Posición anatómica**: posición erecta, con los miembros superiores colgando a lo largo del cuerpo y con las palmas de las manos y la vista dirigida hacia delante.

- **Posición en decúbito**: posición en la que el cuerpo está paralelo al plano horizontal, siendo decúbito prono o ventral cuando se encuentra boca abajo, decúbito supino o dorsal cuando se encuentra boca arriba y decúbito lateral derecha o izquierda según descanse sobre un lado u otro respectivamente.

- **Posición sedente, agachado, arrodillado, en cuclillas, etc.**

Los diferentes planos anatómicos son:

- **El plano frontal o coronal** divide al cuerpo en dos porciones, la anterior y la posterior.
- **El plano horizontal o transversal** divide al cuerpo en dos porciones, la superior y la inferior.
- **El plano sagital o medio** divide al cuerpo en dos partes, derecha e izquierda.

Los diferentes ejes anatómicos son:

- **El eje transversal**, que divide de lado a lado y es perpendicular al plano sagital.
- **El eje antero posterior**, que se dirige de delante atrás y es perpendicular al plano frontal.
- **El eje vertical o longitudinal**, que se dirige de arriba hacia abajo y es perpendicular al plano horizontal.

Básicamente y para el estudio que nos interesa, el cuerpo humano se divide en tres partes: **cabeza, tronco y extremidades**, cada una de las cuales alberga diferentes órganos y diferentes estructuras que en su conjunto realizan las funciones del organismo.

1.2. Principales sistemas o aparatos del cuerpo humano

El cuerpo humano está formado por miles de millones de unidades básicas o células capaces de realizar su función de forma conjunta o unitaria. La unión de muchas **células** con un mismo fin específico se denomina tejido. La unión de varios **tejidos** para realizar una labor, forma un órgano. La unión de varios **órganos** que trabajan para una misma función, forma un **aparato o sistema**. Y la unión de todos los aparatos y sistemas forman el cuerpo humano.

Los principales sistemas y aparatos del cuerpo humano que conviene conocer son:

- Aparato locomotor.
- Aparato respiratorio.
- Aparato cardiovascular.
- Aparato digestivo.
- Sistema nervioso.

I.2.1. Aparato locomotor

El aparato locomotor **cumple básicamente cuatro funciones**:

1. la locomoción propiamente dicha (desplazamiento del cuerpo),
2. el aparato prensil (principalmente con las manos),
3. el aparato de la masticación y
4. el aparato motor de la respiración.

Para llevar a cabo sus funciones se vale de **los huesos**, órganos pasivos del movimiento que sustentan y protegen; de **los músculos**, órganos activos del movimiento; y **las articulaciones**, órganos de unión, deslizamiento y puntos de apoyo del movimiento de las anteriores estructuras.

Los huesos

Los huesos son órganos blanquecinos, formados por diferentes capas de tejidos especializados, duros y resistentes, cuyo conjunto constituye el esqueleto. Los huesos no sólo **soportan el peso del organismo y sirven como palanca**, sino que también cumplen otras misiones, como la de ser la **función hematopoyética** (creación de algunos componentes de la sangre como los glóbulos rojos) o como reservorio de calcio.

Según sus dimensiones se clasifican en largos, cortos y planos.

Su forma está determinada por la función que realizan, presentando diferentes irregularidades que sirven para la inserción de otras estructuras y para poder efectuar dicha función.

Generalmente y en los adultos se distinguen dos zonas; **la interior o hueso esponjoso**, que alberga a la médula ósea y que está formada por láminas (trabéculas) cuya orientación permite dar resistencia al hueso, y la **exterior o hueso compacto**, que rodea y protege a la zona interna.

El esqueleto humano

El esqueleto se puede dividir para su estudio en dos partes o porciones: **el esqueleto axial y el esqueleto apendicular**.

El esqueleto axial lo forma el **conjunto cráneo vertebral**, es decir, el cráneo y la columna vertebral.

El **cráneo** lo forman la cabeza y el macizo facial. La cabeza la forman ocho huesos (un frontal, dos parietales, un occipital, dos temporales, un etmoides y un esfenoides) y el macizo facial, 13 (dos maxilares superiores, un malar, dos huesos propios de la nariz, dos lacrimales, dos palatinos, dos cornetes, un vómer y un maxilar inferior).

En el interior del cráneo se encuentra el **encéfalo** (celebro, cerebelo y bulbo raquídeo), centro de control de toda la actividad humana.

En la cara se encuentran las estructuras de los principales sentidos (vista, oído, gusto, olfato y tacto).

La **columna vertebral o raquis** está constituida por una serie superpuesta de piezas similares, 24 móviles (siete cervicales, 12 torácicas y cinco lumbares) y 10 u 11 inmóviles y soldadas entre sí (que forman el sacro y el cóccix). Sobre la primera, el Atlas, descansa el cráneo.

La columna vertebral alberga en su interior a la **médula espinal,** conjunto de estructuras nerviosas que salen del encéfalo y se encarga de trasmitir la información de los tejidos a éste y viceversa, y pasa a través de las vértebras por el agujero vertebral. La médula espinal forma junto con el encéfalo el **sistema nervioso central** (SNC). De ella parten el resto de los nervios, el **sistema nervioso periférico** (SNP).

El esqueleto apendicular lo forman las **cinturas escapular y pélvica**.

La cintura escapular une los miembros superiores al esqueleto axial por medio de las clavículas y los omóplatos o escápulas. Cada miembro superior está formado por un húmero (brazo), un cúbito y un radio (antebrazo) y los huesos del carpo, metacarpos y falanges (manos).

La cintura pélvica une los miembros inferiores al esqueleto axial por medio de los dos huesos coxales. Cada miembro inferior está compuesto por un fémur (muslo), una tibia y un peroné (pierna) y los huesos de tarso, metatarso y las falanges (pie).

Los músculos

Los músculos son **órganos que tienen la facultad de contraerse tras un estímulo eléctrico.** Gracias a esta facultad consiguen que unas partes del cuerpo atraigan a otras y se produzca el movimiento.

Los músculos se clasifican según su situación en superficiales o profundos.

Según su forma en estriados o planos.

Según sus dimensiones en grandes o pequeños.

Según su función específica en elevadores, supinadores, masticadores, etc.

O según el tejido en:

- **Músculo esquelético o voluntario**, compuesto por fibras estriadas (músculo estriado), puede ser controlado de forma voluntaria por el individuo. Forma los músculos de la mayor parte del esqueleto, brazos, piernas, etc.
- **Músculo visceral o músculo liso**, componente de estructuras viscerales como los vasos sanguíneos, aparato digestivo, etc., se encarga de que las funciones de dichas estructuras se realicen de forma involuntaria.
- **Músculo cardiaco**, es un músculo específico que se encarga de realizar las contracciones rítmicas del corazón y tiene características de los anteriores, es decir, presenta una estructura estriada pero está controlado por mecanismos vegetativos y hormonales como el músculo liso.

Generalmente los músculos se insertan en los huesos directamente en la zona de origen y a través de tendones en la zona terminal.

El efecto de contracción se produce cuando un impulso eléctrico (**inervación**) llega hasta las fibras musculares y éstas se acortan produciendo la aproximación de la zona terminal hacia la zona de origen.

En el cráneo y la columna vertebral se encuentran los músculos de la cara (masticadores, elevadores, etc.) y los espinales (el sacro espinal, el diafragma, los oblicuos —internos y externos— y el recto abdominal).

Los miembros superiores se unen a la columna axial por medio de los pectorales, los serratos, el dorsal ancho y el trapecio. Son músculos de los miembros superiores el deltoides, el bíceps, el braquial anterior, el tríceps, los supinadores, pronadores, flexores y los músculos de la mano.

Los miembros inferiores se unen a la columna axial por los glúteos, los rotadores (psoas iliaco), los aductores y los abductores. A lo largo de estos miembros están los cuadriceps, los bíceps femorales, los tibiales y los gemelos.

Las articulaciones

Una articulación es toda la **estructura de la unión o juntura de dos o más piezas óseas.**

Se clasifican según el movimiento que permiten en:

1. **sinartrosis** – sin movimiento,
2. **anfiartrosis** – con movimiento restringido, y
3. **diartrosis** – dotadas de movilidad.

Permiten los movimientos de flexión, extensión, abducción, aducción, elevación, descenso, rotación y circundación de las extremidades y demás partes móviles del cuerpo.

Las articulaciones con movimiento (diartrosis) presentan una estructura similar. Las superficies óseas en contacto están revestidas de cartílago, los medios de unión lo forman los ligamentos y la cápsula articular, y el desplazamiento en el interior de la cápsula sin lesionarse las estructuras se consigue por medio del líquido senovial que permite el rozamiento.

1.2.2. Aparato respiratorio

El aparato respiratorio es el encargado de realizar el **intercambio gaseoso**, es decir, poner en contacto el oxígeno del aire atmosférico con el sistema circulatorio para eliminar el dióxido de carbono de la sangre.

El aire entra en el organismo a través de las **vías aéreas superiores** (la boca o la nariz, faringe y laringe) donde se purifica, humidifica y calienta, pasando a las **vías aéreas inferiores** (tráquea, bronquios, bronquiolos y alvéolos) donde se ponen en contacto con los capilares sanguíneos y se realiza el intercambio de oxigeno por dióxido de carbono.

Los capilares de las arterias pulmonares están en contacto con la pared de los alveolos, donde por diferencia de presiones parciales se transfiere a los glóbulos rojos de la sangre de las arterias pulmonares el oxigeno del aire y se trasfiere a los alvéolos el **residuo del metabolismo celular**, el dióxido de carbono. Por los mismos conductos por donde entró el aire, éste vuelve a salir al medio, empobrecido de oxigeno y cargado de dióxido de carbono.

Los pulmones son unos "sacos" recubiertos de una doble membrana (pleura), en donde entran estas canalizaciones para realizar el intercambio gaseoso. El movimiento del diafragma y de los músculos respiratorios auxiliares produce un aumento de la cavidad pulmonar, que por diferencia de presión (menor en el interior que la atmosférica) permite el paso de aire hacia el interior de los pulmones. La contracción de los mismos músculos obliga a la salida del aire encerrado en pulmones. **Este movimiento de inspiración y expiración de aire es lo que llamamos respiración,** aunque la respiración es la totalidad del proceso por el cual el oxígeno alcanza las células de nuestro cuerpo y es utilizado por ellas para la producción de energía.

Las células utilizan el oxígeno para combinarlo con glucosa y producir energía, lo que constituye la "ecuación respiratoria":

Glucosa + Oxígeno = Dióxido de carbono +
+ Agua + Energía

I.2.3. Aparato circulatorio

El aparato circulatorio lo forman **el corazón, las venas, las arterias, los capilares y la sangre,** teniendo como misión la de llevar a las células el oxígeno, los nutrientes y el resto elementos que éstas necesitan para la vida. También retira los productos de desecho del metabolismo celular y calienta el organismo entre otras funciones (como la de transporte de hormonas).

El corazón es un músculo (**músculo miocárdico**) que actúa como una bomba aspirante-repelente. Con cada contracción y relajación manda la sangre por todo el organismo. Está separado por dos cuerpos que permiten dos circulaciones cerradas, la **circulación sistémica o mayor**, que manda la sangre oxigenada a todo el cuerpo a través de las arterias y es recogida empobrecida por las venas, y la **circulación pulmonar o menor**, que manda la sangre empobrecida a los pulmones por las arterias pulmonares y regresa enriquecida por las venas pulmonares. Esto lo realiza entre 60 y 80 veces por minuto.

Las arterias son las canalizaciones que llevan la sangre que sale del corazón (sangre arterial enriquecida de oxígeno) y las venas son las que la traen (sangre venosa empobrecida de oxígeno). En el caso de las arterias pulmonares, la sangre es venosa ya que sale del corazón y todavía no ha pasado por los pulmones, y las venas pulmonares llevan sangre arterial ya que ha sido enriquecida en los pulmones y va hacia el corazón.

La sangre, con un volumen aproximado de cinco litros, circula por este sistema de canalizaciones llegando a todos los puntos del cuerpo. Está compuesta por una parte líquida, **el plasma sanguíneo**, y otra sólida, los corpúsculos sanguíneos: los **glóbulos rojos o hematíes**, que se encargan del transporte de oxígeno; **los glóbulos blancos o leucocitos**, responsables de la defensa del organismo; y las **plaquetas o trombocitos**, favorecientes de la coagulación.

I.2.4. Aparato digestivo

El aparato digestivo **es un largo tubo de diámetro variable**, revestido interiormente por una capa de mucosa y que se extiende desde la boca hasta el ano, y en el que vuelcan sus secreciones un grupo de glándulas.

Su misión principal es la de reducir los alimentos que ingerimos por la boca hasta **unidades moleculares simples** que puedan ser absorbidas en el intestino para ser incorporadas al organismo a través de la sangre.

El alimento entra en la boca, donde es masticado y mezclado con la saliva, pasa por la faringe al esófago, de éste al estómago, donde es mezclado con los jugos gástricos (los secretados por el hígado y el páncreas), pasa por el duodeno al intestino delgado (yeyuno e íleon), de éste al colon, donde termina la absorción de líquidos, y de aquí a la ampolla recta, ya sólo como materia de desecho, y al ano, por donde el desecho es defecado al exterior.

Los movimientos producidos dentro del organismo para trasladar el alimento los controla en su mayor parte el sistema nervioso autónomo (SNA).

I.2.5. Sistema nervioso

El sistema nervioso **es el conjunto de órganos encargado de controlar todas las acciones del cuerpo**, tanto las voluntarias como las involuntarias. Es un sistema muy basto y complejo en el que se incluye el encéfalo (cerebro, cerebelo y bulbo raquídeo), los pares craneales, la médula espinal y el resto de los nervios y las conducciones neuronales.

Sus funciones principales son:

- **Función sensitiva:** los receptores sensitivos recogen la información y la llevan al sistema nervioso central (encéfalo y médula espinal), donde es guardada, procesada y valorada, dando una respuesta.
- **Función motora**: controla todos los movimientos y las actividades corporales, desde la contracción de los músculos (lisos y estriados) hasta la secreción de hormonas.
- **Función integradora**: por la que controla la información que recibe y determina el tipo de ac-

tuación que ha de realizar. Incluye la memoria y los procesos de pensamiento.

El sistema nervioso central (SNC) está encerrado en la bóveda craneal y recorre la columna vertebral por el agujero vertebral. Rige y controla toda la actividad humana. En la bóveda craneal está protegido por los huesos de la cabeza y por las meninges (**duramadre, aracnoides y piamadre**). Entre la duramadre y la aracnoides está el espacio subdural, y entre la aracnoides y la piamadre se encuentra el líquido cefalorraquídeo. Las meninges y el líquido cefalorraquídeo tienen como función la de proteger el encéfalo y la médula espinal.

El sistema nervioso periférico (SNP) está constituido por las estructuras nerviosas que salen y entran del SNC, cuya misión básicamente es la de transmisora de información y órdenes al resto de los órganos.

Anexo II Diferencias básicas entre el paciente pediátrico y el paciente anciano

II.1. Diferencias y particularidades en el accidentado pediátrico (niños y jóvenes)

Los niños y los jóvenes forman un grupo de personas en el que tenemos que tener en cuenta algunas características importantes, sobre todo a la hora de valorar los signos vitales.

Como se aprecia en el siguiente gráfico, hay una variación muy grande de los parámetros respiratorios y cardiacos en función de la edad (evidentemente también en cuanto a la talla y el peso). Los niños tienen una mayor actividad metabólica que ha de compensarse con mayor aporte de oxígeno y nutrientes, ambos transportados por la sangre, que lógicamente ha de ir y venir más veces. De ahí que la frecuencia respiratoria y cardiaca sea mayor. Según crecemos y va disminuyendo la actividad metabólica, ambos valores van bajando, por tanto, no debemos pensar que un ritmo cardiaco de 120 en un lactante es una taquicardia (que sí lo sería en un adulto) o no pensar que 12 respiraciones por minuto en un lactante es normal (como en un adulto), cuando nos estamos encontrando ante una hipopnea.

La alta demanda de oxígeno hace trabajar más a los músculos respiratorios que en caso de exceso de demanda por una enfermedad o un episodio traumático, se pueden ver agotados y dejar de funcionar al ritmo adecuado, provocando una hipoxia generalizada que derive en paro respiratorio y circulatorio. El cambio rápido de una respiración "agitada" a una respiración "relajada" en un niño pequeño puede ser síntoma de ese cansancio y, por tanto, un mal signo.

Los niños tienen proporcionalmente la cabeza y la lengua más grande que las de un adulto, circunstancias que debemos tener en cuenta, por ejemplo, ante un niño inconsciente y con dificultad respiratoria que colocamos en decúbito supino (boca arriba), su cabeza se irá hacia delante pudiendo obstruir las vías aéreas. Si no hay sospecha de la existencia de lesiones en la columna vertebral, se debe colocar un suplemento almohadillado bajo los dos hombros para rotar ligeramente la cabeza y abrir más las vías aéreas.

Los órganos están más juntos y los huesos son más elásticos. Esto hace que disipen peor la energía en un traumatismo y que puedan verse afectados más fácilmente que en un adulto los órganos internos del tórax o el abdomen.

La pérdida de calor también es mayor en los niños pequeños debido a la mayor relación de superficie corporal respecto de un adulto. Ante un niño accidentado es un factor a tener muy en cuenta.

Demostrar tranquilidad y control ante los niños en situaciones traumáticas hace ganar su confianza y favorece la relación con ellos.

Nombre de grupo	Adolescente	Escolar	Preescolar	Niño pequeño	Lactante	Recién nacido
Edad	13 - 16 años	6 - 13 años	2 - 6 años	1 - 2 años	7 sem. a 1 año	Nac. a 6 sem.
Fr. respiratoria	12 - 20	12 - 30	20 - 30	20 - 30	20 - 30	30 - 50
Fr. cardiaca	060 - 100	060 - 100	080 - 120	080 - 130	080 - 140	120 - 160
Talla media (cm)	165 - 182	122 - 165	091 - 122	77 - 91	56 - 80	51 - 63
Peso medio (kg)	62 - 80	25 - 63	14 - 25	11 - 14	4 - 11	4 - 5

II.2. Diferencias y particularidades en el accidentado mayor (mayores y ancianos)

La mayor calidad de vida alcanzada representa también una mayor esperanza de vida, haciendo que las personas mayores puedan participar más activamente en nuestra sociedad que hace algunos años. Todo esto a pesar de que el proceso natural de envejecimiento se caracteriza por cambios anatómicos, funcionales y mentales, por lo que el trato a este grupo de población conlleva también algunas características.

Según la edad, los gerontólogos suelen hacer tres categorías:

- De 50 a 64 años.
- De 65 a 79 años.
- De 80 años en adelante.

Con el paso de los años comienzan los cambios. Si bien durante la edad infantil vamos "creciendo" en todos los niveles, una vez alcanzada la edad adulta y según entramos en la edad mayor, empezamos a perder capacidades. Comienza el deterioro físico y psicológico, los cambios en la propia imagen, como las arrugas, las deformidades articulares, las canas y la aparición de enfermedades crónicas y degenerativas. Se pierde agudeza en los sentidos básicos y la mente se vuelve más torpe. Incluso, se puede perder el interés por el futuro ya que muchas personas mayores piensan que no hay nada en esta vida que les motive para seguir disfrutándola.

Debemos tener presente cuando apliquemos los primeros auxilios las siguientes características, que pueden verse interferidas por enfermedades o lesiones antiguas:

1. La capacidad respiratoria decae en los ancianos debido a la pérdida de elasticidad de la caja torácica, la deformación de la curvatura de la columna vertebral, la menor superficie alveolar y capacidad de saturación de la hemoglobina. Esto debe hacernos pensar que esta reducción de la capacidad pulmonar puede generar un volumen de aire insuficiente incluso a frecuencias normales en los adultos (de 12 a 20 respiraciones por minuto).

2. También se ve menguada la capacidad del sistema circulatorio para enviar la sangre a todo el organismo. El corazón se vuelve más fibroso y la respuesta compensatoria a las hemorragias es menor debido a la pérdida de contractilidad miocárdica y la aparición de arterosclerosis. Cuando el organismo está acostumbrado a una hipertensión mantenida, una tensión sistólica "normal" de 120 mm Hg puede enmascarar un problema circulatorio y acabar con una hipotensión severa.

3. El sistema nervioso también se ve afectado. El número de neuronas va disminuyendo, produciendo alteraciones en la capacidad intelectual y sensorial. La pérdida de agudeza visual hace "torpes" a los mayores, que tropiezan sencillamente porque no ven o porque no distinguen bien los colores. La lentitud en las respuestas puede estar debida a falta de agudeza auditiva. Algunas enfermedades metabólicas como la diabetes o la ingesta de algunos fármacos como los anticoagulantes, pueden hacer que no perciban el dolor o se acostumbren a él, con lo que pueden pasar desapercibidos episodios tan peligrosos como el comienzo de un infarto.

4. La debilidad ósea por osteoporosis hace que se produzcan fracturas con traumatismos de menor intensidad que en la edad adulta, por lo que no debemos infravalorar los golpes por pequeños que éstos sean. Tampoco ha de dejarse de observar detenidamente las articulaciones que pudieran parecer deformes por procesos artrósicos, comparar siempre ambos miembros de un anciano. La pérdida de masa muscular hace que se fatiguen con mayor facilidad y que pierdan calor más fácilmente. No nos olvidemos de abrigar a las personas mayores.

5. La incontinencia urinaria puede ser normal a altas edades, pero la vergüenza o el no reconocimiento puede producir retraimiento. La incontinencia de heces suele llevar enmascarado un problema depresivo.

6. También es menor la capacidad para combatir infecciones por la pérdida funcional del sistema inmunitario. Es necesario desinfectar adecuadamente todas las heridas que se producen en un centro sanitario. En ancianos encamados, hay que prestar especial atención para evitar la formación de úlceras por compresión y, en el caso de que aparezcan, no dejar de cuidarlas.

7. Los malos tratos también pueden considerarse como una urgencia médica. La malnutrición, el abandono, el trato desconsiderado y las agresiones pueden producir lesiones muy graves que han de evitarse y combatirse. Si la respuesta sanitaria no es suficiente, hay que procurar la asistencia social para la protección de las personas.

8. A veces podemos confundir el interés de una persona mayor por acontecimientos pasados

como una merma en su capacidad mental, cuando esto no tiene por qué ser así. La nostalgia es algo normal, tanto como la desorientación temporal, ya que los días comienzan a ser todos iguales (no se siguen las pautas de los horarios de trabajo, atención de hijos, etc.).

9. En el plano intelectual, también tratemos a las personas mayores como los adultos que son, teniendo en cuenta sus necesidades y sus preferencias.

Anexo III | Material de primeros auxilios. Botiquines

III.1. Lugares y centros de trabajo

En el RD 486/97, de 14 de abril, sobre lugares de trabajo se establecen las condiciones mínimas de los locales y el material necesario para la prestación de los primeros auxilios.

En la *Guía técnica sobre disposiciones mínimas de seguridad y salud en los lugares de trabajo* que edita el Instituto Nacional de Seguridad y Salud en el Trabajo se establecen los criterios que debe seguir el empresario para la realización de dicha prestación y en la "Nota Técnica de Prevención 458" sobre la organización de los primeros auxilios se detalla aun más lo que es conveniente hacer para asegurar los medios y materiales necesarios en una emergencia médica durante el trabajo.

Los citados documentos recomiendan que, al menos, se disponga en el botiquín de los siguientes materiales:

- ❖ Instrumental básico:
  - Tijeras y pinzas.

❖ Material de curas:

- 20 Apósitos estériles adhesivos, en bolsas individuales.
- 2 Parches oculares.
- 6 Triángulos de vendaje provisional.
- Gasas estériles de distintos tamaños y en bolsas individuales.
- Celulosa, esparadrapo y vendas.
- Material auxiliar.
- Guantes.
- Manta termo aislante.
- Mascarilla de reanimación cardiopulmonar.

❖ Otros:

- Bolsas de hielo sintético.
- Agua o solución salina al 0,9% en contenedores cerrados desechables, si no existen fuentes lavaojos.
- Toallitas limpiadoras sin alcohol, de no disponer de agua y jabón.
- Bolsas de plástico para material de primeros auxilios usado o contaminado.

Consideraciones generales:

❖ Han de contener material de primeros auxilios y nada más.

❖ El contenido ha de estar ordenado.

- Se ha de reponer el material usado y verificar la fecha de caducidad.
- El contenido ha de estar acorde con el nivel de formación del usuario, por lo que éste se puede ampliar en función de los riesgos específicos, así como disponer de prendas de protección para el personal que realice la asistencia.
- **En los centros docentes deberá estar cerrado bajo llave, y ésta en disposición del personal responsable.**

III.2. Buques y embarcaciones

En el caso de la navegación marítima y dada su especial complejidad debida a las largas distancias y las demoras en el tiempo que esto conlleva en la aplicación de tratamientos farmacológicos, se ha establecido la obligación de embarcar botiquines y material de primeros auxilios en función de la zona a la que se desplace, el número de personas, la distancia y el tiempo de navegación, así como con la posibilidad o no de contar en la embarcación con personal sanitario, correspondiendo al capitán o responsable que le sustituya de la embarcación la responsabilidad de la dispensación de medicamentos a los enfermos en caso de ausencia de personal sanitario a bordo. Según su dotación los botiquines se clasifican en tipo A, B y C. Ya que la descripción el contenido de dichos botiquines es muy extensa, se invita al lector interesado a consultar el Real Decreto 258/1999 y la Orden PRE/930/2002 en donde se desarrolla dicho contenido.

La *"Guía práctica para la náutica de recreo"* de Salvamento Marítimo recomienda el siguiente contenido para una mochila individual de supervivencia en caso de tener que abandonar la embarcación (al que entendemos que debería de añadirse algún tipo de equipo de comunicaciones como un teléfono móvil o una radio):

- *Material de primeros auxilios.*
- *Muda de ropa.*
- *Cuchillo de bolsillo de acero inoxidable.*
- *Botella de agua.*
- *Alimentos.*
- *Linterna.*
- *Cordeles y cabos de diferentes longitudes.*
- *Bolsas de basura de diferentes tamaños.*

III.3. Botiquines domésticos

Los botiquines domésticos pueden seguir las mismas recomendaciones que los utilizados en los lugares de trabajo, prestando especial atención a no acumular medicamentos no consumidos en él. Los medicamentos y los lugares donde se guarden siempre han de estar fuera del alcance de los niños.

III.4. Medicamentos caducados

Tanto los medicamentos caducados como los sobrantes después de un tratamiento no deben almacenarse en los botiquines, pudiendo depositarse en las farmacias, en unos contenedores blancos con las siglas SIGRE serigrafiadas en verde. Dichas siglas provienen de las palabras Sistema Integral de Gestión de Residuos. Por tanto, dichos contenedores sirven para evitar que los medicamentos caducados (que adquieren la categoría de residuo) se eliminen de manera inadecuada. Se debe prestar especial atención para no tirar en estos contendores ningún elemento cortante o punzante.

Estos residuos se eliminarán en contenedores rígidos, para evitar el riesgo de corte o pinchazo del personal que hace la recogida. Dentro de este ámbito doméstico nos puede ser de utilidad consultar la iniciativa llevada a cabo por el Ayuntamiento de Madrid denominada *"¡prepárate Madrid! Para las emergencias"*. En su página Web se describe la forma de tener al día un Plan de Emergencias familiar y preparadas una Mochila de emergencia para cada miembro de la familia y un Módulo de emergencias en el caso de tener que quedar confinados por un tiempo dentro de la casa. Además es una buena manera de enseñar a los miembros más pequeños asuntos como la responsabilidad y la colaboración.

Anexo IV | Términos usuales en Primeros Auxilios

Accidente: Suceso anormal, no querido ni deseado que rompe la continuidad de una acción y puede producir lesiones corporales.

Alergia: Estado de susceptibilidad específica y exagerada de un individuo a una sustancia.

Alveolo: Terminaciones de las ramificaciones bronquiales en los pulmones.

Amputación: Separación de un segmento corporal: traumática si se produce tras un traumatismo y quirúrgica si se produce por técnicas médicas.

Anestésicos: Preparados farmacéuticos empleados para eliminar el dolor.

Ansiedad: Estado de inquietud o zozobra del ánimo. Angustia.

Antipirético: Medicamento que hace descender la temperatura corporal en los estados febriles.

Antisepsia: Conjunto de procedimientos y prácticas destinadas a destruir los gérmenes causantes de una infección.

Apósito: Material que se utiliza para cubrir y proteger heridas.

Arteria: Vaso sanguíneo que transporta sangre desde el corazón.

Articulación: Lugar anatómico donde se juntan uno o más huesos.

Asfixia: Imposibilidad de realizar la función respiratoria bien por falta de aporte aéreo o por alguna disfunción física.

Ataque cardíaco: Sinónimo de Infarto Agudo de Miocardio (IAM). Enfermedad súbita ocasionada por falta de irrigación en el músculo cardíaco.

Autoinyectable: Jeringa de inyecciones, cargada, esterilizada y preparada de antemano para poder ser utilizada inmediatamente sin previa manipulación, incluso por personal no técnico.

Bacterias: Término con el que se designan los microorganismos unicelulares capaces de producir infecciones.

Botiquín: Lugar donde se almacenan medicamentos y material de curas. También puede ser la estancia destinada a realizar primeros auxilios.

Cabestrillo: Es el soporte constituido con un pañuelo triangular para sostener y fijar el miembro superior.

Calambre o contractura.: Acortamiento involuntario de un grupo de fibras de un músculo que generalmente causa dolor.

Calentura o herpes labial.: Lesiones cutáneas que aparecen alrededor de la boca y en los labios, durante un resfriado o una infección.

Camilla: Utensilio para transportar personas enfermas o lesionadas.

Capilar: Vasos de sanguíneos de menor calibre que las vénulas o las arteriolas.

Cianosis: Coloración azulada de la piel y mucosas debida especialmente a oxigenación insuficiente de la sangre.

Citotóxico: Tóxico que actúa a nivel celular.

Coágulo: Masa formada por glóbulos rojos, blancos y plaquetas, que impiden que una herida siga sangrando.

Cólico: Dolor agudo que suele relacionarse con los órganos abdominales. (Por ejemplo, cólico de riñón).

Colirio: Medicamento que se aplica en forma de gotas en los ojos.

Coma: Situación que se produce cuando por cualquier causa quedan abolidas o suprimidas la conciencia, la vigilancia y estado de alerta, pero se conserva la respiración, la circulación y la diuresis.

Compresa: Gasa grande o conjunto de gasas que se para cubrir una herida.

Comunicación: hacer partícipe a otro de lo que uno tiene o quiere.

Comunicación no verbal: lenguaje del cuerpo.

Congelación: Estado físico que provoca el frío intenso sobre las extremidades o cualquier otra parte del organismo.

Conmoción: Estado de aturdimiento, generalmente después de un traumatismo en cabeza.

Convulsiones o espasmos: Movimientos musculares incontrolados e involuntarios que pueden ser provocados por una enfermedad, una intoxicación o un traumatismo.

Delirio: Es un estado de confusión aguda debido habitualmente a una enfermedad general grave, a un accidente o a una infección que produzca fiebre alta y se manifiesta por un lenguaje incoherente.

Desvanecimiento o lipotimia.: Pérdida momentánea de la consciencia que se recupera rápidamente.

Diarrea: Disfunción digestiva que provoca el aumento de las deposiciones en numero y cantidad.

Edema: Inflamación de un tejido por la acumulación excesiva de líquidos serosos.

Electrocución: Muerte por el paso de la corriente eléctrica.

Embolia: Obstrucción brusca de un vaso sanguíneo por un cuerpo o elemento arrastrado por la sangre: un coagulo, una burbuja de aire, etc.

Epistaxis: Hemorragia por las fosas nasales.

Equimosis: Extravasación de sangre en los tejidos sin salida al exterior de la piel.

Eritema: Enrojecimiento de la piel producido por la congestión de los capilares.

Escara: Costra que se forma sobre las heridas y quemaduras por destrucción de los tejidos. En las quemaduras se produce muy rápidamente.

Esfínter: Músculo en forma de anillo que cierra un orificio natural.

Esguince: Lesión que se produce al forzar un movimiento en una articulación, produciendo lesiones en las partes blandas pero no en las partes óseas.

Estéril: Lugar o zona libre de microorganismos.

Estrangulamiento: Constricción alrededor o delante del cuello que impide el paso del aire y suspende bruscamente la respiración y la circulación.

Estupor: Estado de consciencia parcial con ausencia de movimientos y reacción a los estímulos.

Evacuación: Traslado de personas enfermas o heridas hacia los centros sanitarios. Se puede realizar con cualquier de medio de transporte.

Férula: Elemento rígido o semirrígido que se utiliza para inmovilizar un segmento del organismo.

Fiebre: Elevación anormal de la temperatura corporal.

Flictena: Ampolla que se forma por el aumento de líquidos extravasados a nivel cutáneo.

Fractura: Rotura total o parcial de un hueso.

Gasa vaselinada: Gasa empapada en vaselina o parafina y estéril que se aplica generalmente en quemaduras para evitar su infección.

Germicida: Agente o sustancia que tiene la propiedad de hacer destruir los gérmenes.

Hematoma: Lesión que se forma debajo de la piel producida por el derrame de sangre. Cambiará de color hasta su desaparición según transcurra el tiempo

Hemólisis: Separación de los corpúsculos sanguíneos por efecto físico o químico.

Hemorragia: Salida anormal de sangre de sus conductos.

Hemostasia: Técnica para detener una hemorragia.

Herida: Lesión que cursa con rotura de piel.

Hipotermia: Es el descenso de la temperatura corporal central por debajo de los 35°C.

Inconsciencia: Alteración neurológica por la que la persona queda "desconectada" del entorno sin posibilidad de relacionarse con él. No responde a ningún tipo de estímulo.

Infección: Penetración de un microorganismo patógeno en el interior del cuerpo.

Inflamación: Reacción local de un tejido o un estimulo de orden físico, químico o microbiano.

Inhalación: Introducción de substancias por vía respiratoria.

Inmunidad: Capacidad general del organismo para reconocer sustancias extrañas al mismo (antígenos). Este reconocimiento da lugar a la activación del mecanismo de respuesta destinado a destruirlos (anticuerpos o defensas).

Insolación: Es el efecto de la acción prolongada e intensa del sol sobre la cabeza de las personas no protegidas, que ocasiona cefalalgia, molestia ante la luz y el ruido, etc.

Insuflar: Introducción de aire o una sustancia pulverizada en una cavidad u órgano.

Intoxicación: Estado patológico producido por la ingestión o inspiración de sustancias nocivas para el organismo humano.

Letargo: Pérdida de la voluntad con incapacidad para actuar, aunque sin la pérdida total de las funciones superiores.

Ligamento: Pliegues o láminas membranosas que sirven como medio de unión de las articulaciones.

Lipotimia: Ver desvanecimiento.

Luxación: Separación traumática dentro de una articulación de los extremos de los huesos pertenecientes a la misma.

Melena: Es la salida de sangre por el ano, que toma un aspecto negro.

Metástasis: Propagación de una enfermedad en el cuerpo por la sangre o el sistema linfático.

Microorganismos o microbios: Seres vivos unicelulares y microscópicos que pueden producir infecciones y enfermedades.

Midriasis: Dilatación de la pupila.

Miosis: Contracción de la pupila.

Muñón: Porción de un miembro amputado comprendido entre la articulación y la sección correspondiente.

Nauseas: Sensación que indica la proximidad del vómito y esfuerzos que acompañan a la necesidad de vomitar.

Necrosis: Es la muerte de un tejido por falta de irrigación sanguínea.

Neurotóxico: Tóxico que tiene efecto nocivo sobre el sistema nervioso.

Otorragia: Es la salida de sangre por los oídos.

Paraplejia: Parálisis en la parte inferior del cuerpo y de las piernas.

Patógeno: Que puede causar una enfermedad.

Perforación: Rotura o abertura que se produce accidentalmente en un órgano.

Peritonitis: Inflamación aguda o cónica del peritoneo (membrana que recubre la parte interna del abdomen).

Petequia: Pequeña mancha en la piel formada por derrame de sangre, que no desaparece con la presión de un dedo.

Ponzoña: Veneno, especialmente líquido tóxico secretado por las serpientes, arañas y escorpiones.

Pronóstico: Es la evolución previsible de una enfermedad.

Prurito: Picazón o comezón; sensación particular que incita a rascarse.

Psicoterapia: tratamiento de las enfermedades psicológicas o de los trastornos fisiológicos de origen psíquico mediante métodos psíquicos.

Pulso: Palpitación de las arterias producidas por las ondas sucesivas de sangre impulsada por el corazón; resulta perceptible al tacto en algunos lugares anatómicos.

Pupila: Abertura dilatable y contráctil en el centro del iris.

Reanimación: Maniobras destinadas a devolver la ventilación y circulación espontáneo de una persona.

Reservorio: Organismo en cuyo interior, se desarrolla o mantiene un germen y capaz de comunicarlo a otros.

Sabañón: Lesión provocada por el frío asociado a la humedad. Se presenta generalmente en la nariz, los dedos de manos y pies, y las orejas. Se manifiesta por enrojecimiento, hinchamiento y, seguidamente, ampollas y grietas en la piel.

Secuela: Lesión que se mantiene tras un traumatismo o una enfermedad.

Sedante: Medicamento que actúa sobre el sistema nervioso para reducir la tensión y el nerviosismo.

Sensibilidad: Facultad de sentir o percibir las impresiones internas o externas.

Shock: Situación que puede desembocar en la muerte si no se revierte. La persona se encontrará desorientada, con tendencia a la inconsciencia y presentará, generalmente, la piel fría y sudorosa con el pulso rápido y difícilmente perceptible.

Síncope: Pérdida de conocimiento, generalmente de origen cardiaco.

Tétanos: Enfermedad aguda, infecciosa, caracterizada por el espasmo tónico de los músculos voluntarios.

Torniquete: Dispositivo que se coloca en los miembros para cortar una hemorragia importante de un segmento situado por debajo de él que no se ha podido controlar de ninguna otra forma.

Ungüento: Preparación medicamentosa de textura viscosa y de uso externo.

Vacuna: Es una suspensión de organismos vivos, inactivos o muertos, que al ser administrados producen una respuesta del cuerpo, previniendo la enfermedad contra la que está dirigida.

Vector: Portador, generalmente animales, que transporta el germen de una enfermedad sin llegar a padecerla en la mayoría de los casos.

Virulencia: Propiedad de un agente patógeno de provocar enfermedad.

Virus: Se denomina virus a los microorganismos parásitos invisibles al microscopio corriente. Cuando un virus infecta a una célula, utiliza los materiales de construcción y reproducción de esa célula para su propia reproducción y desarrollo.

Víscera: Órgano contenido en una cavidad.

Zoonosis: Son un conjunto de enfermedades que transmiten los animales al hombre.

Zumbido: Ruido o susurro continuado subjetivo u objetivo producido generalmente por un insecto o alteración vascular.

Bibliografía

AA.VV. *AVB para el equipo de salud*. Barcelona: Asociación Civil de Investigación y Desarrollo en Salud (ACINDES), American Heart Association; 2004.

AA.VV. *Biología*. Madrid: Ediciones SM; 1989.

AA.VV. *Diver Manual*. Alemania: PADI Europe AG; 1999.

AA.VV. *Enciclopedia de Salud y Seguridad en el Trabajo*. Madrid: Organización Internacional del Trabajo (OIT), Ministerio de Asuntos Sociales; 2001.

AA.VV. *Fichas resumen de primera intervención en transporte de mercancías peligrosas*. Madrid: Centro de Publicaciones Secretaría General Técnica Ministerio de Fomento; 2000.

AA.VV. *Manual Cruz Roja de Primeros Auxilios*. Madrid: El País Aguilar; 1999.

AA.VV. *Notas Técnicas de Prevención* (NTP). Madrid: Instituto Nacional de Seguridad y Salud en el Trabajo, Ministerio de Trabajo y Asuntos Sociales. nº 65, 246, 247, 250, 458, 467, 469, 524, 546, 568 y 605.

AA.VV. *PHTLS Soporte vital básico y avanzado en el trauma prehospitalario*. Madrid: Elsevier España, S.A.; 2004.

AA.VV. *Protocolo de consenso para la atención al ICTUS en fase aguda en la Comunidad de Madrid*. Barcelona: Ferrer Internacional, S.A.: 2006.

AA.VV. *Salvamento acuático y primeros auxilios*. Madrid: Federación Española de Salvamento y Socorrismo (FESS); 1994.

BIGUTTI, A. *Atlas Ilustrado de Anatomía*. Madrid: Susaeta Ediciones; 2002.

Borrás Gaju, A. y otros. *Manual de Medicina de Urgencias. Del Síntoma al Diagnóstico*. Barcelona: Antonio Borrás Gaju; 1999.

Calera, A. y otros. *La prevención de los riesgos en los lugares de trabajo*. Madrid: Instituto Sindical de Trabajo, Ambiente y Salud (ISTAS); 2001.

Díaz Huertas, J. A. *Atención al maltrato infantil desde el ámbito sanitario en la Comunidad de Madrid*. Madrid: Instituto Madrileño del Menor y la Familia. Consejería de Sanidad y Servicios sociales de la Comunidad de Madrid; 1998.

Guía práctica para la náutica de recreo. Salvamento Marítimo. Ministerio de Fomento. Madrid 2008

Guirola León, Idania. "Ahogamiento". *Revista Medicina Forense y Legal*. Portales Médicos.com (15/05/2009).

Gracia Martínez, Javier (et al). *Seguridad de trabajos en altura*. Vizcaya: OSALAN (Instituto Vasco de Seguridad y Salud Laborales); 2007.

Grupo de Trabajo de la Clínica Universitaria de Psicología (2008). "Guía de autoayuda tras los atentados del 11 de marzo". En M. P. García-Vera, F. J. Labrador y C. Larroy (Eds.), *Ayuda psicológica a las víctimas de atentados y catástrofes* (pp. 35-68). Madrid: Editorial Complutense.

Julián Jiménez, A. *Manual de protocolos y actuación en urgencias*. Madrid: Bayer Healthcare; 2005.

Cortés Díaz, J. M. *Técnicas de Prevención de Riesgos Laborales. Seguridad e Higiene en el Trabajo*. Madrid: Editorial Tébar; 2005.

Marina, J. A. *Anatomía del miedo. Un tratado sobre la valentía*. Editorial Anagrama. Barcelona 2006.

Martín, L.; Muñoz, M. *Primeros Auxilios Psicológicos*. Editorial Síntesis. Madrid 2009.

Médicos, DUES y Técnicos del SAMUR-PC. *Manual de Procedimientos SAMUR-PROTECCIÓN CIVIL*. Madrid: Dirección de Servicios SAMUR-PC Ayuntamiento de Madrid; 2003.

Médicos, DUES y Técnicos en Emergencias Médicas de SAMUR-PC. Manual de Procedimientos SAMUR-Protección Civil (4ª edición). Madrid: Área de Gobierno de Seguridad y Servicios a la Comunidad del Ayuntamiento de Madrid; 2006.

PIÉDROLA GIL, G. y otros. *Medicina preventiva y salud pública*. Barcelona: Masson; 1991.

Revista Puesta al día en urgencias, emergencias y catástrofes. Vol. 8, nº 4, Oct-Dic 2008 ISSN: 1576-0316 Madrid 1999.

ROCHE-CAMPO, F. (et al). "Embolismo gaseoso cerebral por accidente de buceo". *Revista Medicina Intensiva*, vol. 29, nº 04, p. 240-243. Mayo 2005.

SALDAÑA, F. M. *Manual de habilidades de comunicación y apoyo psicológico en situaciones de crisis, desastres y catástrofes*. Editado por Serymagen Unión S.L. Almería, 2008.

VADEMÉCUM REMER. *Dirección General de Protección Civil y Emergencias*. Ministerio del Interior. Versión electrónica 2008.

VV.AA. *Guía legal de Emergencias Extrahospitalarias*. Área de Gobierno de Seguridad y Servicios a la Comunidad. Subdirección General SAMUR-Protección Civil. Ayuntamiento de Madrid. Madrid 2005.

NOTAS